Zöllner · Gröbner

Gicht und erhöhte Harnsäure

Gicht und erhöhte Harnsäure

Prof. Dr. med. Nepomuk Zöllner
Prof. Dr. med. Wolfgang Gröbner

mit einem Diät-Wochenplan
von Brigitte Zöllner, Diätberaterin

HIRZEL

Die in diesem Buch aufgeführten Angaben wurden sorgfältig geprüft. Dennoch können die Autoren und der Verlag keine Gewähr für deren Richtigkeit übernehmen.

Ein Markenzeichen kann warenzeichenrechtlich geschützt sein, auch wenn ein Hinweis auf etwa bestehende Schutzrechte fehlt.

Bibliografische Information der Deutschen Nationalbibliothek
Die Deutsche Nationalbibliothek verzeichnet diese Publikation in der Deutschen Naitonalbibliografie; detaillierte bibliografische Daten sind im Internet unter http://dnb.-nb.de abrufbar.

6. Auflage 2006 beim Wort & Bild Verlag
7., aktualisierte und neu gestaltete Auflage beim S. Hirzel Verlag

ISBN 978-3-7776-1629-2

Birkenwaldstr. 44, 70191 Stuttgart
www.hirzel.de
Printed in Germany
Satz: Mediendesign Späth GmbH, Birenbach
Druck und Bindung: Bosch-Druck, Landshut
Umschlaggestaltung: ergo, Stuttgart, unter Verwendung eines Bildes von Thinkstock LLC / Jupiterimages

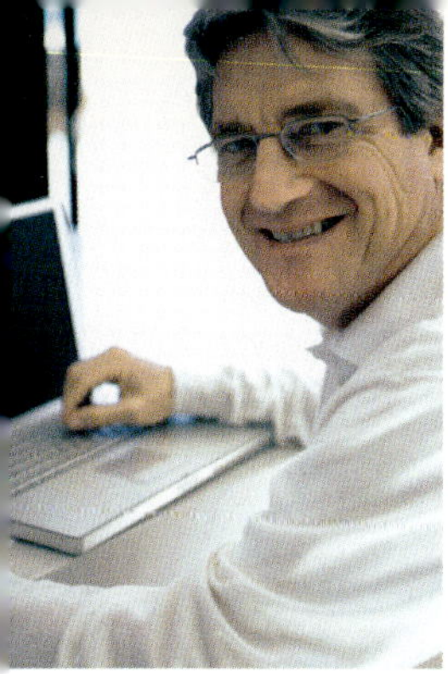

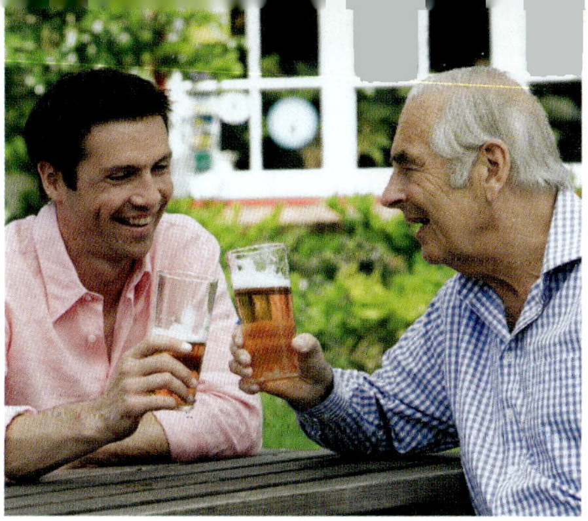

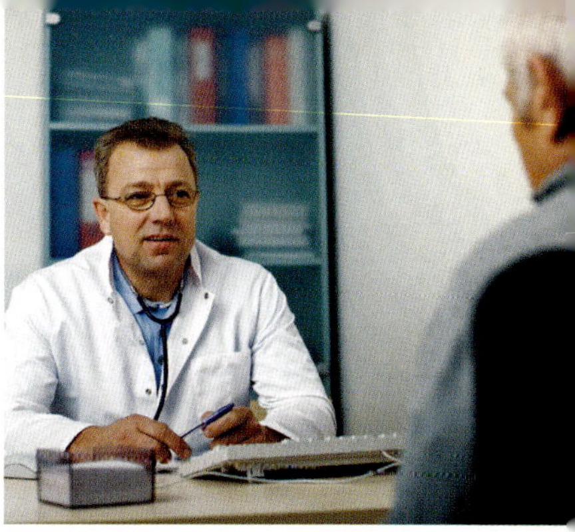

Inhalt

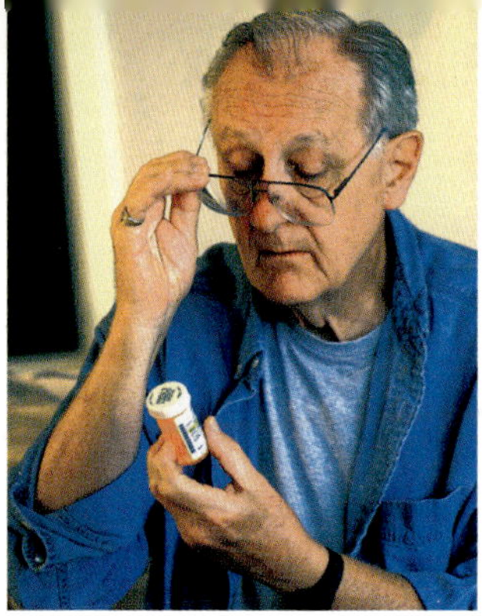

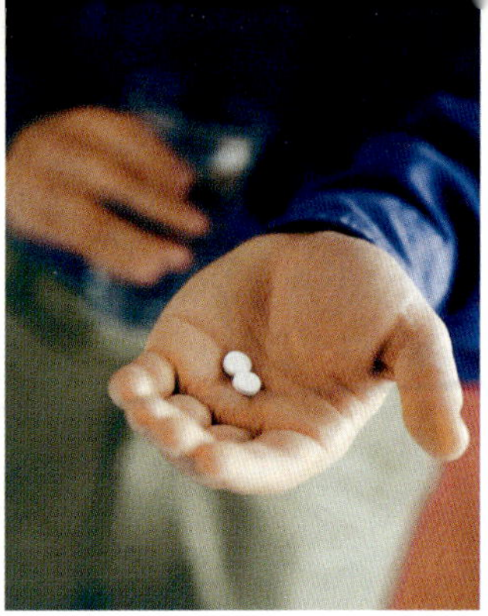

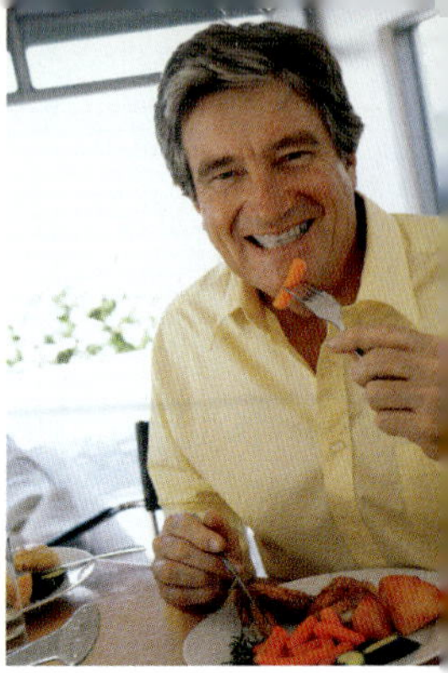

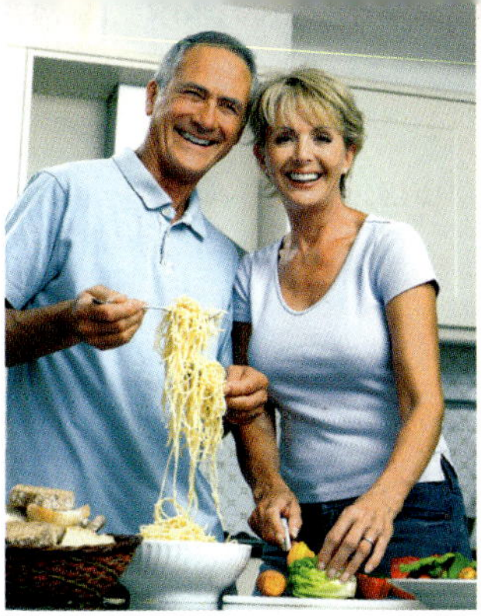

Inhalt

Vorwort

Es entspricht ärztlicher Erfahrung, dass die Gicht in Zeiten der Not selten, in Zeiten des Wohlstandes häufig ist. Die Bedeutung der Ernährung für das Auftreten der Gicht ist in Deutschland durch die beiden Weltkriege, in denen die Gicht fast ausgestorben war, deutlich zu Tage getreten. Mit dem wirtschaftlichen Aufschwung nach dem Zweiten Weltkrieg nahm auch die Häufigkeit der Gicht zu.

In den vergangenen Jahrzehnten wurden in der Gichtforschung bedeutende Fortschritte erzielt. So konnte gezeigt werden, dass bei Patienten mit der Erbanlage für Gicht die zugrunde liegende Erhöhung des Harnsäurespiegels im Blut in 98–99 % der Fälle auf einer Ausscheidungsschwäche der Niere für Harnsäure beruht, während nur bei etwa 1–2 % aller Patienten vermehrt Harnsäure gebildet wird. Auch in der Therapie der Gicht wurden wesentliche Fortschritte erzielt. Heute lässt sich die Gicht bei rechtzeitigem Therapiebeginn erfolgreich behandeln. Die Ernährung stellt dabei die Grundlage jeder harnsäuresenkenden Therapie dar. Wissenschaftliche Untersuchungen unter standardisierten Versuchsbedingungen lieferten wichtige Erkenntnisse über den Einfluss der verschiedenen Nahrungsmittel auf den Harnsäurestoffwechsel. Durch die Einhaltung von Ernährungsempfehlungen, wie sie in dem vorliegenden Buch erklärt werden, kann bei der medikamentös behandelten Gicht die tägliche einzunehmende Arzneimitteldosis reduziert werden. Dies ist bei einer lebenslang erforderlichen Therapie nicht ganz unwesentlich. In vielen Fällen kann durch die alleinige Ernährungstherapie ganz auf Arzneimittel verzichtet werden.

Herbst 2008
N. Zöllner, W. Gröbner

Einführung

Ludwig Erhards Wirtschaftswunder bescherte uns Ende der Vierziger-, Anfang der Fünfzigerjahre des vergangenen Jahrhunderts einen wachsenden Wohlstand. Der Markt bot langsam wieder eine Fülle von Lebensmitteln; alles, was die Menschen fast zehn Jahre entbehrt hatten, gab es nun zu kaufen. Nahezu jeder konnte zu alten Ernährungsgewohnheiten zurückkehren.

Der Fleischverzehr wie auch der Fett- und Alkoholkonsum nahmen rasch zu und übertrafen bald die Vergleichszahlen der Vorkriegszeit. Immer mehr Menschen aßen mehr, als ihr Körper verbrauchte. Das Phänomen »Übergewicht« tauchte – sichtbar – wieder auf. Noch dazu wurde die Arbeit bequemer: Bagger ersetzten die Schaufel, Traktoren die schwere Arbeit auf den Feldern und hinter dem Pflug, Kräne den Transport der Baustoffe, und das Auto verdrängte manch gesunden Fußmarsch. So ließen Krankheiten, die inzwischen fast vergessen waren, nicht lange auf sich warten: Diabetes, Herzinfarkt, Fettsucht, Leberzirrhose und auch die klassische Wohlstandskrankheit, die Gicht, traten wieder auf.

Gerade Stoffwechselkrankheiten hängen vom Wohlstand einer Gesellschaft ab.

Noch während der beiden Weltkriege war die Krankheit Gicht in allen armen Gebieten Europas und auch Amerikas mehr oder weniger verschwunden. Engländer und Amerikaner sprachen von »gout, a forgotten disease« (engl. *gout* = *Gicht*) – man hatte die Krankheit regelrecht vergessen. Nun also war sie wieder da mit den enorm schmerzhaften Gelenkanfällen, den Nierensteinkoliken und – in ihrem Gefolge – den Verformungen von Füßen und Händen, dem Bluthochdruck bis zum Herzinfarkt: oft schon bei Menschen zwischen 30 und 40 Jahren und immer vor Erreichen des Rentenalters.

Damals, im Jahre 1950, stellte die Gicht ein schmerzhaftes, gefährliches Leiden dar, das nicht ausreichend zu behandeln und nicht selten verbunden war mit katastrophalen sozialen Folgen für den Kranken: Es drohten ihm Krankenlager, Frührente, Unterbrechung oder gar Beendigung der beruflichen Laufbahn.

Wer sich über seine Krankheit informiert, kann sie besser beherrschen.

Heute ist die Gicht hingegen eine Krankheit, die der Betroffene beherrschen kann. Voraussetzung sind gewisse Kenntnisse – wie sie im Folgenden vermittelt werden sollen – und natürlich die Zusammenarbeit mit dem Hausarzt bzw. Internisten. Bei einer guten Behandlung schränkt die Gicht weder den Lebensgenuss noch die Lebenserwartung des Betroffenen ein.

Wird bei Ihnen eine Gicht vermutet oder steht sie eventuell als Diagnose schon fest, so wollen Sie und Ihre Angehörigen sicherlich wissen, was sich dabei im Körper abspielt, ob die Krankheit ererbt ist oder vererbt wird. Auf verständliche Weise beantwortet dieser Ratgeber Fragen nach den Geschehnissen im Stoffwechsel und erklärt vor allem die Zusammenhänge mit der Ernährung als Grundlage einer sinnvollen, erfolgreichen Diät. Anfallsauslöser werden dabei ebenso geschildert wie die verschiedenen Erscheinungsformen der Gicht und ihre möglichen Begleiterkrankungen.

Darüber hinaus beschreibt das Buch aktuelle Untersuchungsmethoden und informiert über die vielfältigen Behandlungsmöglichkeiten der Gicht. In einem speziellen Kapitel über Ernährungsfragen erfahren Sie auch, dass eine Diät nicht gleichbedeutend ist mit dem Verzicht auf kulinarische Genüsse. Übersichtliche Lebensmitteltabellen helfen Ihnen bei der Zusammenstellung eines »gichtgerechten« Speiseplans.

Um weiteren Anfällen und einer Verschlimmerung der Krankheit vorzubeugen, erhalten Sie Ratschläge für eine gesunde Lebensweise. Sie werden feststellen, dass Gicht oft schon mit einer Umstellung der Ernährungsgewohnheiten in den Griff zu bekommen ist – im Gegensatz zu einer schwer beeinflussbaren Erkrankung wie beispielsweise Rheuma. Wenn Ihre Angehörigen Sie unterstützen und vielleicht sogar selbst auf eine bewusstere Lebensführung umsteigen, werden Sie die Regeln sicherlich einfacher befolgen können. »Diät« kommt aus dem Griechischen und bedeutet nicht nur »Ernährung«, sondern auch »Lebensweise«.

Eine Gichtdiät bedeutet nicht Verzicht, sondern Umstellung der Ernährungsgewohnheiten.

Auch wenn Sie zu den Menschen gehören, die bisher nur einmal den typischen Gichtanfall mit der schmerzhaften Gelenkschwellung erleiden mussten und seither wieder völlig beschwerdefrei sind: Sie sollten bereits den ersten Anfall als Warnsignal verstehen! Denn selbst nach ein bis zwei Jahren Pause können erneut Anfälle auftreten.

Unbehandelt kann die Gicht chronisch verlaufen. Es können Gelenkschäden, Entzündungen der Sehnenscheiden, Schäden am Nierengewebe oder auch Bluthochdruck entstehen. Sie sehen also: eine ganze Palette von Konsequenzen. Zögern Sie deshalb nicht, schon beim ersten Anfall den Arzt aufzusuchen, damit dieser die Diagnose sichern und mit Ihnen die Behandlung festlegen kann.

Eine unbehandelte Gicht kann Folgen haben.

Selbstverständlich kann dieser Ratgeber nicht den Arztbesuch ersetzen. Er wird jedoch Fragen beantworten, die in der Sprechstunde manchmal zu kurz kommen, und Ihnen helfen, besser zu begreifen, was in Ihrem Körper bei der Gicht vor sich geht. Reden Sie mit Ihrem Arzt nicht nur über Ihre Schmerzen und Symptome, sondern auch über Ihre Laborwerte und Ihren Bluthochdruck und zeigen Sie, dass Sie ein gut informierter Patient sind.

Was ist Gicht?

Die Gicht ist eine erbliche Stoffwechselkrankheit, die die Harnsäureausscheidung über die Nieren, manchmal auch die Bildung der Harnsäure betrifft. Beides hat zur Folge, dass sich zu viel Harnsäure im Körper befindet. Umweltfaktoren, speziell die Zusammensetzung der verzehrten Lebensmittel, nehmen ebenfalls Einfluss auf die Entstehung dieser Krankheit. In den meisten Fällen muss deshalb zum Stoffwechseldefekt ein Ernährungs»fehler« hinzutreten.

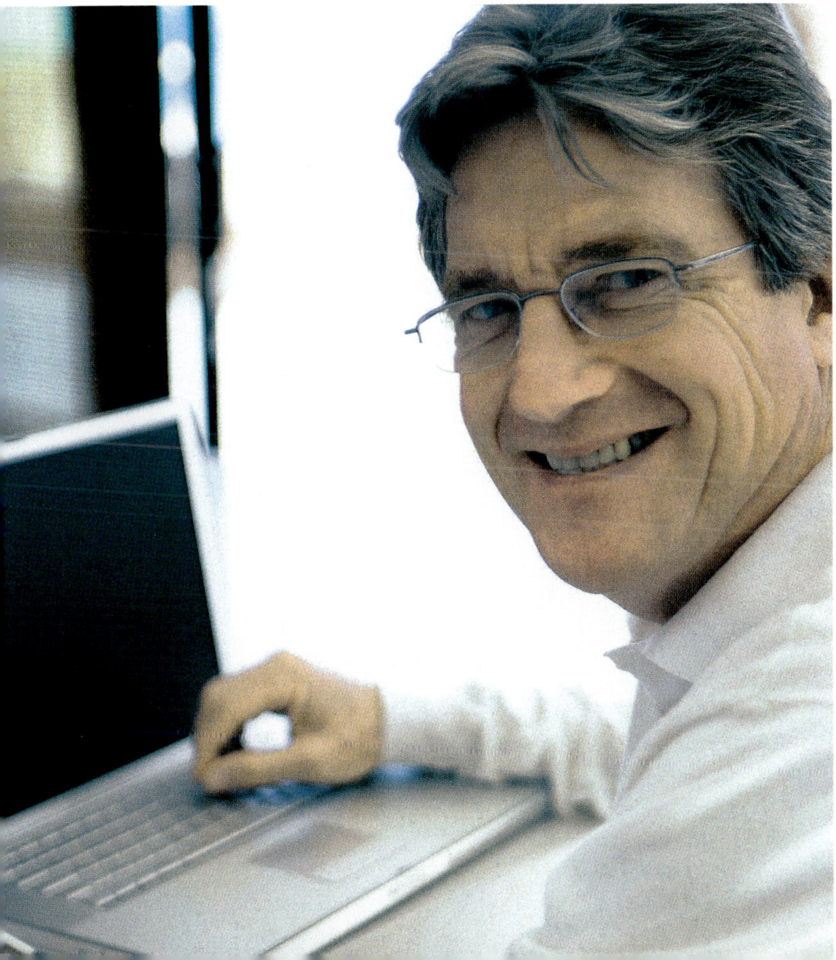

Was ist Gicht?

Bei der Entstehung der Gicht kommen zwei Komponenten zusammen: Zum einen ist die Veranlagung, an Gicht zu erkranken, in den Genen des jeweiligen Menschen verankert: Bei den Betroffenen liegen Veränderungen im Erbgut, der Desoxyribonukleinsäure (DNS), vor, die von Generation zu Generation weitergegeben werden. Die zweite Komponente, die bei der Entstehung der Gicht eine Rolle spielt, ist der Stoffwechsel. Er umfasst alle Vorgänge im Körper, die bei der Aufnahme der Nahrung, ihrer „Verwertung" und der Ausscheidung ihrer Endprodukte eine Rolle spielen: Nur so kann der Körper Energie für seine Leistungen gewinnen und „verbrauchte" oder defekte Substanz erneuern. Ein wichtiges Endprodukt unseres Stoffwechsels ist die Harnsäure. Sie entsteht durch den Abbau von Purinen, die vom Körper selber produziert, aber auch mit der Nahrung aufgenommen werden. Bei Menschen mit Veranlagung für Gicht ist der Stoffwechselvorgang, der Purine in Harnsäure umwandelt und deren Ausscheidung ermöglicht, gestört, sodass die Harnsäure nicht ausreichend ausgeschieden werden kann und sich im Blut anreichert. Bei einer Erhöhung der Harnsäure im Blut kann es zum Gichtanfall kommen. Diesen Prozess kann man allerdings beeinflussen, indem man Lebensmittel zu sich nimmt, die wenig Purine enthalten.

Bei der Gicht geht es in erster Linie um die Harnsäure – ein Stoffwechsel-Endprodukt!

In diesem Buch erfahren Sie genau, wie ein akuter Gichtanfall zustande kommt und welche Folgen eine lang andauernde Erhöhung der Harnsäure für Gelenke, Sehnen und Nieren hat. Selbstverständlich lesen Sie auch, wie eine Gicht erkannt und therapiert wird und was vor allem Sie selber tun können.

Geschichte und Geschichten zur Gicht

Schon Hippokrates, griechischer Arzt und einer der bedeutendsten Mediziner der Antike, befasste sich mit dem Leiden. So ist es auch der griechischen Heilkunst zu verdanken, dass die Herbstzeitlose *(Colchicum)* bzw. das *Colchicin* (s. Seite 101) aus dieser Pflanze als wirksames Behandlungsprinzip des Gichtanfalls entdeckt wurde.

Über den Ursprung des deutschen Wortes »Gicht« herrscht bei Sprachforschern bis heute Unklarheit. In seiner Bibelübersetzung verwendete Luther das Wort »gichtbrüchig« noch für vielerlei Beschwerden, die mit der Gicht im heutigen Sinn nichts zu tun hatten.

Und selbst in unserer Zeit kennt der Volksmund den Begriff »Gicht« für eine ganze Reihe von gichtunabhängigen Gelenkerkrankungen. Schnell ist bei Schwellungen die Rede von Gichtknoten, auch wenn es sich um eine völlig andere Krankheit handelt. So werden beispielsweise die so genannten *Heberdenschen Knoten*, typische Anzeichen einer *Arthrose* der Fingerendgelenke, häufig mit den Gichtknoten (Abb. 1) verwechselt.

Der Begriff »Gicht« wird oft fälschlicherweise für andere Gelenkerkrankungen verwendet.

Einig sind sich die Wissenschaftler hingegen über die sprachlichen Wurzeln des englischen *gout* sowie des französischen *goutte*. Beide Begriffe leiten sich vom lateinischen *gutta* (Tropfen) ab, was möglicherweise damit zusammenhängt, dass in früheren Zeiten – vor allem im fortgeschrittenen Stadium der Gicht – sich Fisteln, also Gewebseinschmelzungen bildeten, aus denen Harnsäure austrat und sich als feste Substanz nach außen hin abschied.

Doch zurück zur Medizingeschichte. Eine genaue Beschreibung des Gichtanfalls, die eine Abgrenzung zu anderen akuten Gelenkerkrankungen ermöglichte, lieferte erstmals Thomas Sydenham (1624 – 1689), ein Londoner Arzt, der selbst betroffen war:

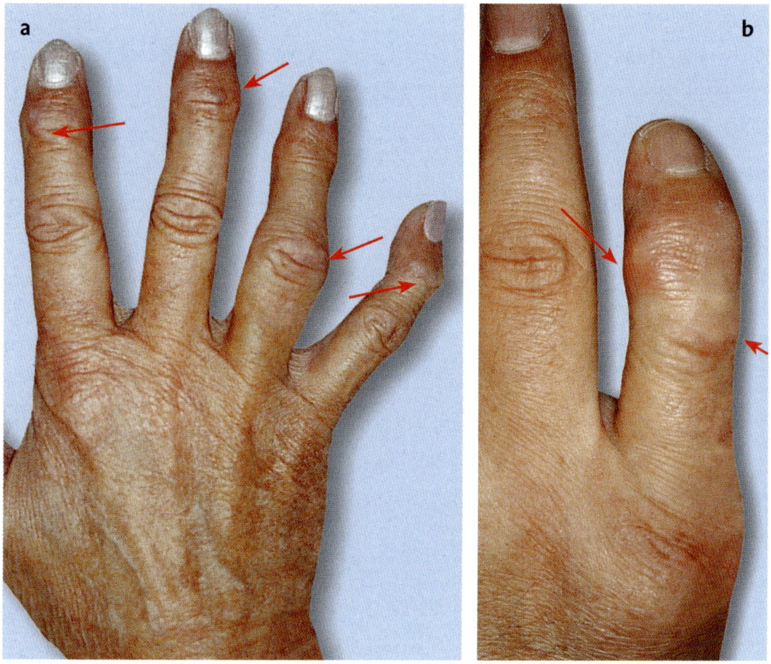

Abb. 1 Ähnliche Knoten – verschiedene Krankheiten: Im Gegensatz zu den Heberdenschen Knoten (a), die sich meist an allen Fingern zeigen, treten Gichtknoten (b) nur einzeln auf – hier zum Beispiel nur am kleinen Finger.

»Gicht befällt meist ältere Leute, die in früheren Tagen üppig gelebt, bei reichlichen Mahlzeiten dem Wein und anderen Spirituosen stark zugesprochen und schließlich, träger geworden, die Leibesübungen vernachlässigt haben …! Gesund geht der Patient zu Bett und überlässt sich dem Schlafe. Da wird er in der zweiten Stunde nach Mitternacht von einem Schmerz geweckt, der meistens die große Zehe, zuweilen auch Ferse, Sohle und Knöchel erfasst. Dieser Schmerz gleicht dem, der bei einer Luxation [Verrenkung] der genannten Knochen auftritt, wobei zugleich der Patient die Empfindung hat, als ob kaltes Wasser über den leidenden Teil gegossen wäre.«

Von vielen Persönlichkeiten der europäischen Geschichte wird behauptet, dass sie unter der Gicht gelitten hätten. Die wenigsten dieser Behauptungen sind jedoch wirklich belegt. Meinungen, wonach die Gicht oft den Lauf der Weltgeschichte beeinflusst habe, dürften übertrieben sein. Dennoch ist es wahrscheinlich, dass die »Wohlstandskrankheit Gicht« in allen historischen Epochen vor allem reiche Familien heimsuchte.

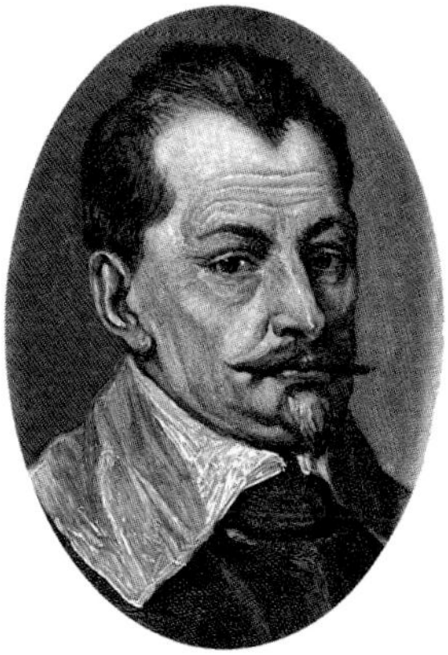

Auch Wallenstein – kaiserlicher Heerführer im Dreißigjährigen Krieg – litt unter der Gicht.

Eindeutige Anzeichen der Gicht sind auf den Gemälden der älteren Medici-Linie zu erkennen. Einer von ihnen, Piero, ging sogar als der »Gichtische« *(il gottoso)* in die Geschichte ein. Belegt ist auch das Leiden eines anderen berühmten Patienten: Wallenstein (1583 – 1634). Seine Anfälle werden in Biografien so genau beschrieben, dass kaum Zweifel an der Diagnose bestehen kann.

Satirische Darstellungen der Krankheit, vor allem in England, schilderten in oft drastisch überzogener Weise die Zusammenhänge der Gicht mit Wohlstand, Völlerei und Trunksucht.

So gibt eine Gemäldeserie des berühmten englischen Malers und Kupferstechers William Hogarth (1697 – 1764) das »Lotterleben« eines jungen Adligen wieder, der übermäßig isst und trinkt, an der Gicht leidet und letztlich »verkommt« – eine soziale Warnung, die schon im 18. Jahrhundert Ernährung und Lebenserwartung zueinander in Beziehung bringt – vielleicht weil es den Engländern zur damaligen Zeit wirtschaftlich besonders gut ging.

Aber auch Wilhelm Busch skizzierte in seinen Vergleichen zwischen dem Dicken und dem Wandersmann den Zusammenhang zwischen Gicht und leiblichem Wohl (s. Abbildungen auf nächster Seite).

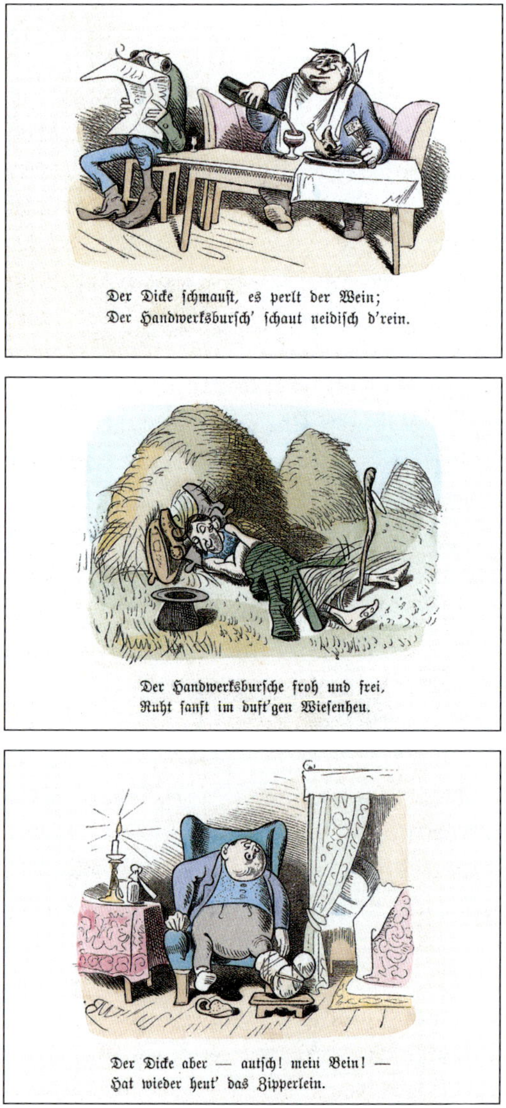

Abb. 2 Die »Wohlstandskrankheit« Gicht in der Karikatur: Ausschnitt aus dem »Münchener Bilderbogen« von 1866/67 von Wilhelm Busch.

Ein Fehler im Stoffwechsel

Die Harnsäure ist – wie schon erwähnt – das Endprodukt des Stoffwechsels der *Purine*, die wiederum lebensnotwendige Zellbestandteile sind: **Jede menschliche, aber auch jede pflanzliche und tierische Zelle enthält Purine** (mehr dazu ab Seite 56). Die menschlichen Zellen können ihre Purine zwar selber bilden, der Mensch nimmt jedoch gleichzeitig auch Purine über die Nahrung auf (in Lebensmitteln stecken ebenfalls purinhaltige Zellen!). Am Ende eines vielfältigen Stoffwechselprozesses steht die Harnsäure bzw. deren Salze, die Urate.

Normalerweise wird die Harnsäure problemlos über die Nieren ausgeschieden. Manche Menschen – und das sind die von Gicht betroffenen – schaffen es jedoch nicht, bei einem (momentan) vermehrten Harnsäure»**aufkommen**« eine ausreichende Harnsäure**ausscheidung** aufrechtzuerhalten. Der Grund hierfür ist eine erblich bedingte **Schwäche des Ausscheidungsmechanismus der Niere**. Selten – nur in einem Prozent der Fälle – liegt eine erblich bedingte gesteigerte Harnsäurebildung im Körper vor. Auch sie kann zu einem Harnsäureüberschuss führen. Diese beiden Formen machen die so genannte *primäre* Gicht aus, wobei »primär« bedeutet, dass eine Erbanlage für die Gicht besteht. Alle Formen der Gicht – neben der primären Form gibt es auch noch eine *sekundäre* (s. Seite 23) – werden erheblich durch die Zusammensetzung der Ernährung beeinflusst.

Zu 99 Prozent liegt bei der Gicht eine Ausscheidungsschwäche für die Harnsäure vor.

Ob primäre oder sekundäre Gicht – beide Formen sind durch die Ernährung beeinflussbar.

Ein Harnsäureüberschuss erhöht den Harnsäurespiegel im Blut. Der Arzt spricht hier von einer *Hyperurikämie*. In Form von *Uratkristallen* lagert sich dann die Harnsäure in Gelenken und Weichteilen ab. Das Kapitel ab Seite 33 geht darauf näher ein.

Urate sind Kalium- oder Natriumsalze der Harnsäure.

Auslöser eines Gichtanfalls kann plötzlich ein reichhaltiges Essen oder auch zu viel Alkohol sein!

Zunächst führen diese Ablagerungen der Urate aber weder zum gefürchteten Gichtanfall noch zu anderen Krankheitszeichen. Im Gegenteil: Der erhöhte Harnsäurespiegel kann jahrelang unbemerkt bleiben, bis es irgendwann doch – meist durch einen konkreten Auslöser wie beispielsweise reichhaltiges Essen und übermäßigen Alkoholgenuss – plötzlich zum ersten schmerzhaften Anfall kommt **(akuter Gichtanfall)**. Harnsäureablagerungen können auch langsam Gelenke, Weichteilgewebe oder andere Organe, wie z. B. die Nieren, zerstören **(chronische Gicht)**.

Wird der hohe Harnsäurewert rechtzeitig erkannt, stehen die Chancen gut, dass Medikamente oder eine Umstellung der Ernährung auch den ersten Anfall verhindern. Sind Sie übergewichtig oder hat man bei Ihnen auch andere Folgen einer Fehlernährung, wie z. B. Diabetes oder erhöhte Blutfettwerte, festgestellt, so wird Ihr Arzt auch die Harnsäurewerte im Blut bestimmen lassen.

Die Gicht ist **bei Männern** eine häufige Krankheit. Noch vor der Pensionierung erleiden drei bis fünf von 100 Männern Gichtanfälle, den ersten meist schon zwischen dem 30. und 40. Lebensjahr. Die Gicht tritt nicht immer allein auf, sondern geht, wie schon angedeutet, mit anderen Stoffwechselleiden, etwa **Leberschädigungen** und **Fettstoffwechselstörungen**, vor allem aber auch mit **Übergewicht** einher. Nachdem der Gendefekt bei den Betroffenen nur zur Krankheit Gicht führt, weist das häufige zusätzliche Auftreten von z. B. Fettstoffwechselstörungen und Übergewicht auf die Bedeutung von Umweltfaktoren hin. Speziell die Ernährung spielt hier eine bedeutende Rolle (Seite 122).

Beim Mann kommt die Gicht ebenso häufig vor wie Diabetes. Neben Diabetes und den Fettstoffwechselstörungen, die zur arteriosklerotischen Herzkranzgefäßerkrankung *(koronare Herzkrankheit)* führen können, ist die Gicht eine der drei häufigsten Stoffwechselkrankheiten des Erwachsenen. Frauen sind durch Hormone *(Östrogene)* bis zur Menopause, also bis zum Eintritt der Wechseljahre, vor der Gicht geschützt; danach, mit 30 bis 40 Jahren »Verspätung«, kann sich auch bei ihnen das Leiden entwickeln.

Gicht ist vor allem eine Männerkrankheit – sie kommt bei Männern ebenso häufig vor wie Diabetes. Frauen hingegen sind erst im Alter betroffen.

Bei den meisten Kranken beginnt die Gicht urplötzlich mit einem Anfall im Grundgelenk einer der beiden großen Zehen – genannt *Podagra* (s. Seite 24). Der akute Gichtanfall klingt bald wieder ab und macht einer völligen Beschwerdefreiheit Platz.

Weitere Anfälle können in Abständen von Wochen, Monaten oder sogar Jahren folgen, wenn nicht behandelt wird. Nach längerer Zeit können sich zusätzliche Beschwerden einstellen, die sehr vielfältig sind: Neben dem akuten Gichtanfall unterscheidet der Arzt die **chronische Gicht**, die Gelenke zerstört, Schleimbeutel und auch Sehnenscheiden befällt. Zu dieser chronischen Gicht wird auch die Nierengicht hinzugerechnet, die sich in Form einer allmählich fortschreitenden Zerstörung der Nieren mit Einschränkung der Nierenfunktion äußert.

Eine rechtzeitige Behandlung der Gicht verhindert ihre schwerwiegenden Formen.

Heute kommt es aber nur noch selten zu schweren, sogar lebensbedrohenden Krankheitsbildern. Der ausreichend behandelte Gichtpatient verfügt grundsätzlich über die gleiche Lebensqualität und die gleiche Lebenserwartung wie Menschen ohne Gicht.

Primäre oder sekundäre Gicht?

→ **Primäre Gichtformen:**
Sie sind eigenständige Stoffwechselstörungen und kommen durch erblich bedingte Störungen der Harnsäureausscheidung oder (sehr viel seltener) durch eine vermehrte Harnsäurebildung zustande.

→ **Sekundäre Gicht:**
Hier handelt es sich um Gichtformen, die erst im Gefolge anderer Erkrankungen, beispielsweise im Gefolge einer Leukämie, auftreten.

Der Gichtanfall

Die Merkmale eines Gichtanfalls wurden Ihnen bereits einige Seiten zuvor von Thomas Sydenham recht anschaulich geschildert. Dem ist auch heute nichts hinzuzufügen. Im Folgenden erfahren Sie jedoch noch etwas genauer, wie **Beginn und Verlauf** eines Gichtanfalls aussehen.

»Podagra« – Ort, Dauer und Charakter der Schmerzen

Der Gichtanfall kann nachts, aber auch tagsüber auftreten.

Als klassischer Zeitpunkt für den Beginn des Anfalls gilt die Nacht – und zwar die ersten Stunden nach Mitternacht. Dies hängt sicherlich damit zusammen, dass erst eine gewisse Schmerzintensität zum Erwachen führt, sodass man glaubt, den Beginn zeitlich genau festlegen zu können. Beginnt der Anfall nämlich tagsüber – und das kommt häufig vor – stellt der Betroffene fest, dass sich die Beschwerden über Stunden hinweg steigern. So erinnern sich manche Patienten daran, dass schon am Tag ein normalerweise gut sitzender Schuh plötzlich gedrückt oder gar nicht mehr gepasst hat. Dem dramatischen Auftreten des Anfalls während der Nacht steht also ein weniger dramatischer, wenngleich nicht weniger unangenehmer Beginn am Tage gegenüber. Der Schmerz des Gichtanfalls ist hell bzw. scharf, ähnelt unerträglichem Zahnweh und kann sich bis ins Unermessliche steigern.

Der klassische Erstanfall beschränkt sich – wie bereits erwähnt – auf **ein** Gelenk, bevorzugt ist es das **Grundgelenk der großen**

Zehe, und heißt deshalb *Podagra*. Der Begriff leitet sich ab aus dem griechischen Wort *pous* bzw. dessen Genitiv *podos* und bedeutet *Fuß*. Das lateinische *agra* wird mit *Fang, Fessel* übersetzt. Ein Drittel der Erstanfälle kommt jedoch auch im Sprunggelenk oder im Knie vor, nicht selten auch im **Daumengrundgelenk** (*Chiragra* von gr. *cheir* = Hand).

Der Gichtanfall gehört zu den schmerzintensivsten Erkrankungen. Sogar die Tuchfühlung mit dem Bettzeug ist extrem unangenehm.

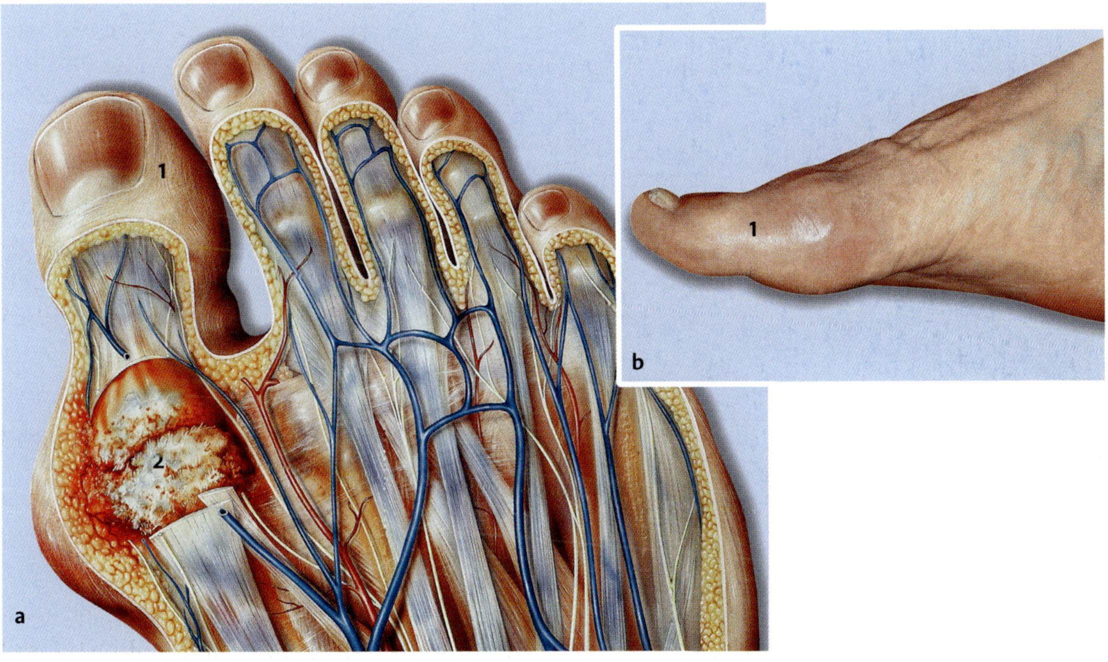

Abb. 3 Podagra – der Gichtanfall in der Großzehe. Die Großzehe (1) ist der häufigste Ort des Gichtanfalls. Bild b zeigt einen mittelschweren Anfall; Schwellung und Rötung können noch ausgeprägter sein. Bei einer chronischen Gicht (Bild a – s. a. Seite 34/35) finden sich im Großzehengrundgelenk bereits Harnsäureablagerungen in Form von Kristallen (2).

Was ist Gicht?

Geht jemand durch den Raum, wird selbst diese unmerkliche Erschütterung als schmerzhaft empfunden. Schon der kürzeste Weg innerhalb der Wohnung, z. B. der Gang zur Toilette, bereitet allerhöchste Probleme. Oftmals verschaffen weder Kühle noch Wärme Linderung.

Beim Gichtanfall wird das Gelenk rot bis bläulich, schwillt an und ist äußerst berührungsempfindlich.

Zu den entzündungsähnlichen Beschwerden gehören ein starkes Hitzegefühl im schmerzenden Gelenk und Einschränkungen in der Beweglichkeit. Weitere Symptome können Fieber, beschleunigter Herzschlag, Kopfschmerzen und Übelkeit sein.

Es gibt Vorboten eines Anfalls, die man als »Aura« bezeichnet (gr. *aura = Hauch, Schimmer*). Das können im Einzelnen Abgeschlagenheit, Muskelschmerzen oder Probleme im Magen-Darm-Be-

Was ist für den Gichtanfall typisch?

Symptome und Beschwerden:
→ Heller, scharfer Schmerz im erkrankten Gelenk
→ Schwellungen, rote bis bläuliche Hautverfärbungen
→ Berührungsempfindlichkeit
→ Starkes Hitzegefühl
→ Evtl. Fieber, Kopfschmerzen, Herzklopfen, Übelkeit

Mögliche Vorboten:
→ Abgeschlagenheit
→ Muskelschmerz
→ Beschwerden im Magen-Darm-Bereich

Allen Gichtanfällen gemeinsam ist die völlige Beschwerdefreiheit zwischen den jeweiligen Auftritten (so genannte Beschwerdefreiheit »im Intervall«).

reich sein. Von den Patienten werden diese Vorzeichen leider erst bei den Folgeanfällen richtig gedeutet – also erst dann, wenn sie quasi Experten ihrer eigenen Krankheit geworden sind.

Die Beschwerden bleiben meist nicht auf den näheren Umkreis des befallenen Gelenkes beschränkt. So ist bei einem Anfall im Großzehengrundgelenk manchmal der ganze Fuß angeschwollen, bei Anfällen im Sprunggelenk kann die Schwellung über die Wade bis zur Kniekehle reichen. Allerdings bleibt der Ausgangspunkt meist erkennbar.

Ähnliche Beschwerden, die der Laie von »echten« Gichtbeschwerden kaum unterscheiden kann, können beispielsweise auch bei einer Beinvenenentzündung auftreten. Um sicherzugehen, dass es sich wirklich um die Gicht handelt, sollten Sie ein ausführliches Gespräch mit Ihrem Arzt führen, dem sich eine eingehende Untersuchung anschließt.

Der **Verlauf** des unbehandelten Gichtanfalls ist, im Gegensatz zu seinem abrupten Beginn, von Mensch zu Mensch sehr verschieden. Bei manchen Patienten klingt der Anfall in zwei bis vier Tagen ohne jede Behandlung ab, bei anderen erst nach bis zu vier Wochen.

Das Ende eines Gichtanfalls lässt sich – ohne Behandlung – nicht voraussagen.

»Ort der Handlung«: das Gelenk

Um besser verstehen zu können, was sich bei einem Gichtanfall im betreffenden Körperteil abspielt, erfahren Sie zunächst das Notwendigste über Aufbau und Funktion eines Gelenks im Allgemeinen. Anschließend folgen Informationen über die mit den Gelenken verbundenen Sehnen, Sehnenscheiden und Schleimbeutel, da wir auf sie im Zusammenhang mit der chronischen Gicht (s. Seite 38) noch zurückkommen müssen.

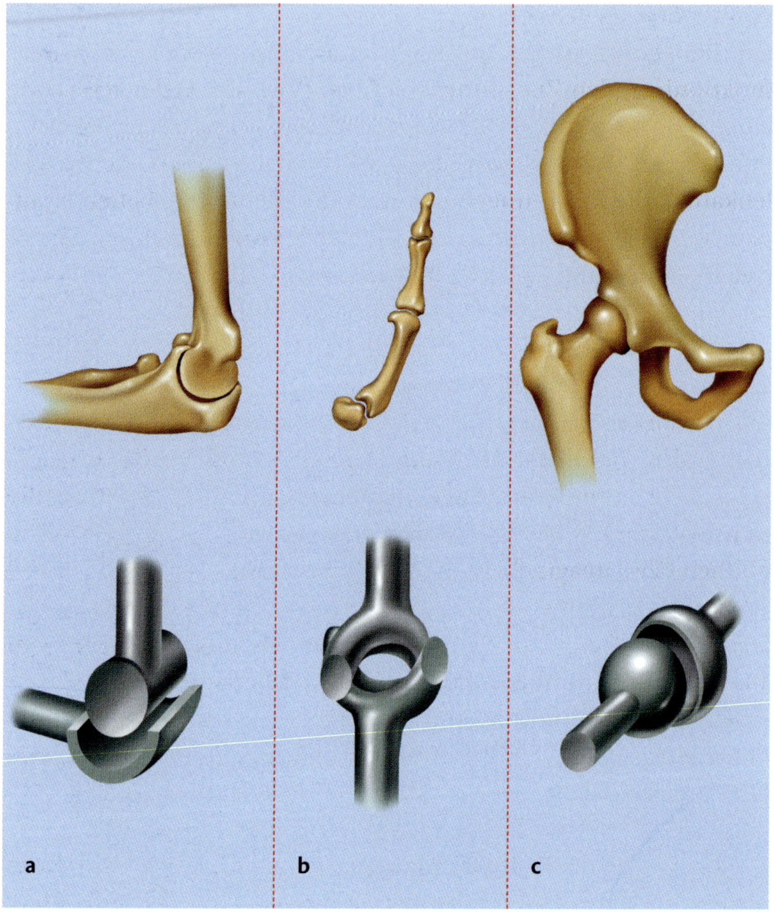

Abb. 4 Modelle der verschiedenen Gelenkarten. Sie geben die Funktionen der zahlreichen Gelenke des menschlichen Körpers wieder. Die drei wichtigsten Arten sind:

(a) das Scharniergelenk: Beispiel Ellenbogengelenk,

(b) das Sattelgelenk: Beispiel Daumensattelgelenk (am Handgelenk) und

(c) das Kugelgelenk: Beispiel Hüftgelenk.

Bauplan der Gelenke

Der Bewegungsapparat des Menschen besteht aus einem perfekt funktionierenden Zusammenspiel von über 100 Gelenken sowie einer enormen Zahl an Knochen, Muskeln, Sehnen und Bändern. Je nach Aufgabe unterscheidet man zwischen verschiedenen Gelenkarten, die Bewegungen in einer oder mehreren Ebenen erlauben. Zwei unterschiedliche Knochenenden fügen sich jeweils als Gelenkpfanne und Gelenkkopf ineinander.

Als Schutz gegenüber Belastungen liegt eine elastische Knorpelschicht über Pfanne und Kopf. Zusammen mit der Gelenkschmiere *(Synovia)* vermindert sie auch die Reibung zwischen den Knochenenden. Gebildet wird die bestehende Schmiere, die wichtige Nährstoffe enthält, von der Gelenkinnenhaut *(Synovialis)*, die zahlreiche Blutgefäße und Nerven aufweist und deshalb sehr empfindlich bzw. »reagibel« ist (s. Abb. 5, Seite 30).

Die Gelenkschmiere kleidet den Spalt zwischen Pfanne und Kopf des Gelenks aus.

Den äußeren Teil des Gelenks bildet die Gelenkkapsel. Sie besteht aus elastischem Bindegewebe und verhindert dadurch ein »Verrutschen« von Pfanne und Kopf. Äußerst belastbare Bänder verbinden schließlich die Kapsel mit den Muskeln und bestimmen mit, in welche Richtung sich ein Gelenk bewegen lässt.

Die Bewegung der Gelenke erfolgt durch die Muskeln, die mittels Sehnen am gelenknahen Knochen befestigt sind oder in Bändern in Gelenknähe münden. So wird die Bewegung von den Muskeln auf die Gelenke übertragen. Lange und stark beanspruchte Sehnen werden durch Führungskanäle geschützt, die die Gleitfähigkeit verbessern. Der Aufbau dieser »Sehnenscheiden« gleicht dem einer Gelenkkapsel, und die Zusammensetzung der Flüssigkeit zwischen Sehnenwand und Sehne selbst entspricht der Gelenkschmiere *(Synovia)*.

Sehnen übertragen die Bewegung der Muskeln auf die Gelenke.

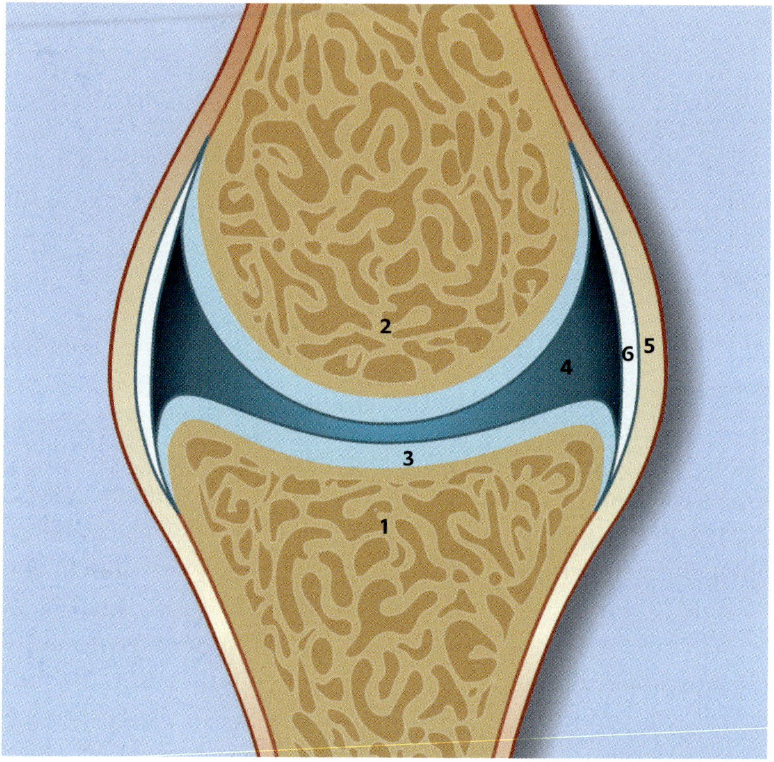

Abb. 5 Bauplan eines Gelenks: In der Gelenkpfanne (1) ruht der Gelenkkopf (2), beide Teile sind mit Gelenkknorpel (3) ausgestattet und durch den Gelenkspalt (4) voneinander getrennt, in dem sich die Gelenkflüssigkeit befindet. Das Gelenk ist nach außen durch die Gelenkkapsel abgeschlossen – sie besteht aus äußerer Gelenkhaut (5) und Gelenkinnenhaut (6).

Weitere Orte akuter Anfälle: Sehnenscheiden und Schleimbeutel

Werden die Sehnenscheiden überanstrengt, kommt es zur berüchtigten Sehnenscheidenentzündung, beispielsweise im Bereich des Handgelenks. Die Sehnenscheide reagiert mit einer entzündlichen

Verdickung, die die Beweglichkeit schmerzhaft einschränkt: Die Sehne kann nicht mehr reibungslos durch die Sehnenscheide gleiten.

Überanstrengungen der Sehnenscheiden entstehen durch Dauerbelastung, z. B. im Beruf oder beim Sport.

Sehnenscheiden reagieren wie Gelenke

Eine andere Ursache der Sehnenscheidenentzündung – wenn auch eine eher seltenere – ist die durch Gicht hervorgerufene **Ablagerung von Harnsäuresalzen in den Sehnenscheiden**. Ab Seite 33 wird von diesen *Uraten*, wie sie in der Fachsprache heißen, noch die Rede sein. Erklärbar ist dieses Phänomen durch die Ähnlichkeit der Innenhaut der Sehnenscheiden mit derjenigen eines Gelenks.

Im Bereich des Handgelenks bzw. der Hand gibt es außerdem das *Karpaltunnelsyndrom*, welches gelegentlich **auch durch Harnsäureablagerungen** verursacht wird. Es entsteht, weil sich durch eine chronische Sehnenscheidenentzündung das Band unter dem Handgelenk verdickt. Dabei wird der darunter liegende Nerv *(Nervus medianus)* gedrückt. Die Folgen sind Schmerzen, die vom Handgelenk bis in die Finger ziehen. Typisch auch für das Karpaltunnelsyndrom sind Prickeln, Stechen und Taubheit in Daumen, Zeige- und Mittelfinger vor allem nachts, aber auch tagsüber. Ein eingeklemmter Nerv zeigt, wenn er geschädigt wurde, eine verlangsamte Leitfähigkeit. Das kann der Neurologe messen. In diesem Stadium wird meist eine operative Entlastung des eingeklemmten Nervs empfohlen.

Beim Karpaltunnelsyndrom reichen Prickeln, Schmerzen und Taubheit bis in die Finger.

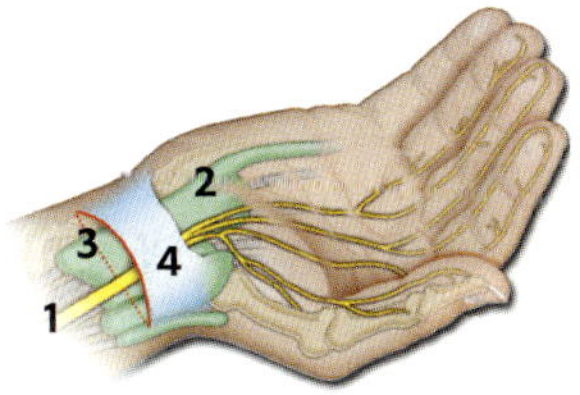

Medianus-Nerv (1)
Sehnenscheiden (2)
Karpaltunnel (3)
Bindegewebsband (4)

Schleimbeutel sind Pufferzonen

Besonders stark beanspruchte Gelenke wie das Ellenbogen- und Kniegelenk besitzen Schleimbeutel als Schutzkissen zum »Abpuffern«. Auch Muskeln, die direkt über einem Knochen verlaufen, werden durch einen Schleimbeutel geschützt. Wie ein Polster fängt

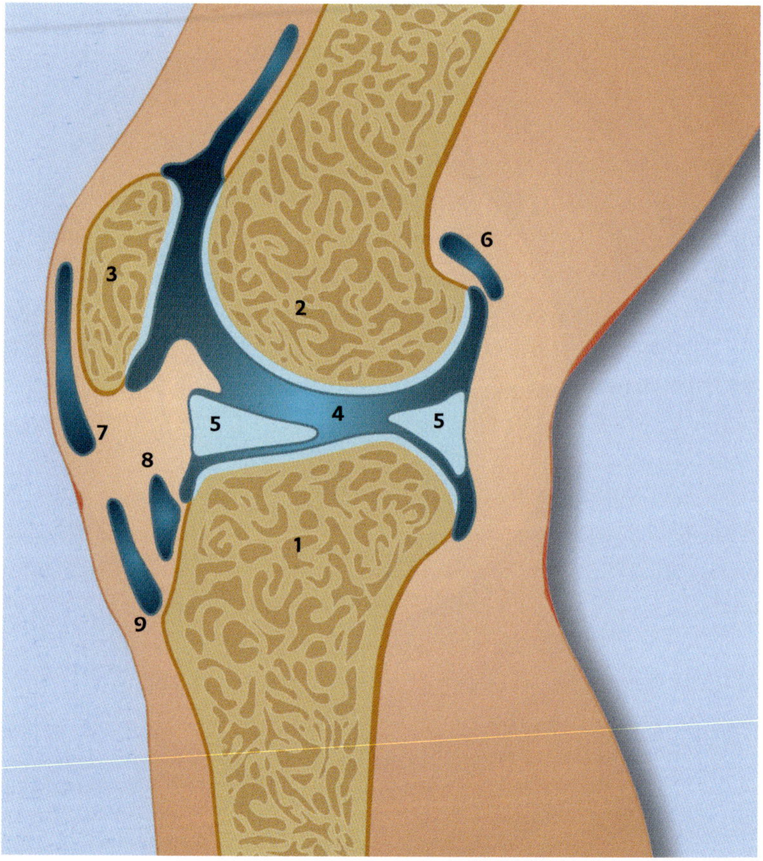

Abb. 6 Lage der Schleimbeutel am Beispiel Knie: Der seitliche Längsschnitt zeigt den Schienbeinknochen mit Gelenkpfanne (1), den Oberschenkelknochen mit Gelenkkopf (2), die Kniescheibe (3), die Gelenkhöhle (4), die Menisken (5) und die Schleimbeutel (6 bis 9).

er Stöße auf, verteilt den Druck und sorgt gleichzeitig dafür, dass Knochen, Sehnen, Muskeln und Haut reibungsfrei gegeneinander gleiten. Wird nun ein Schleimbeutel überbelastet oder – und damit kehren wir zur Gicht zurück – durch Harnsäureablagerungen geschädigt, kommt es zur Schleimbeutelentzündung, deren Symptome einer Sehnenscheidenentzündung ähneln. Mehr zu den »Schauplätzen« der Gicht, die **außerhalb von Gelenken** liegen, können Sie im Kapitel: »Die chronische Gicht« ab Seite 38 nachlesen.

Auch Tophi (s. Seite 39) können Schleimbeutel schädigen und eine Entzündung verursachen.

Die Gicht in Gelenken: Gelenkgicht

Bei über 50 Prozent der Gichtanfälle ist das **Großzehengrundgelenk** (s. Abb. 7, nächste Seite) als erstes betroffen; an zweiter Stelle steht das Sprunggelenk, gefolgt von den Gelenken der Hand und des Knies. Hüftgelenke, Schultern, Kiefergelenke und die Wirbelsäule sind so gut wie nie Ausgangspunkt der Gichtschmerzen.

Erstaunlich ist dabei, dass trotz vorhandener Harnsäureablagerungen auch in Hüfte und Schultern dort nur höchst selten Anfälle auftreten. Bei manchen Patienten bleiben die Gichtanfälle auf wenige Gelenke beschränkt; bei anderen wiederum »wandern« sie durch den Körper.

Der »Stein des Anstoßes«: Harnsäurekristalle

Unmittelbare Ursache aller Formen von Gicht sind kristalline Ausfällungen und Ablagerungen von Harnsäure, genauer gesagt von **Harnsäuresalzen**, die man Urate nennt (s. auch Seite 31). Diese Harnsäurekristalle oder besser -kriställchen, die 5 bis 10 µm (das sind Tausendstel mm, entsprechend der Größe einer Körperzelle) groß sind, könnte man als »Störenfriede« bezeichnen: Das Gelenk mag sie nicht und versucht sie loszuwerden. Spezielle weiße Blutkörperchen, die teilweise auch als Entzündungszellen dienen, sind nun auf den Plan gerufen. Sie werden durch Botensubstanzen angelockt und bemühen sich, die Gelenke von den Fremdkörpern

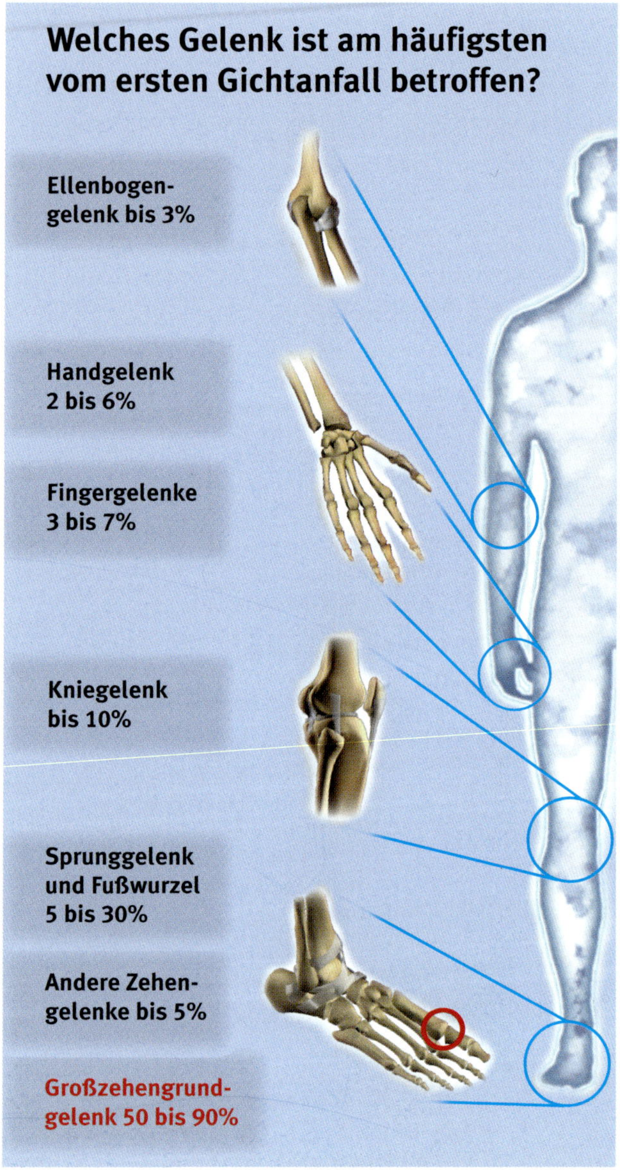

Abb. 7 Der »Spitzenreiter« unter den betroffenen Gelenken: Am Großzehengrundgelenk findet am häufigsten der erste Gichtanfall statt.

zu befreien. Sie fressen die Harnsäurekriställchen (die immerhin so lang sind wie sie selber breit) auf – deshalb heißen sie auch *Fresszellen*.

Die Kristalle befinden sich nun innerhalb dieser Zellen, sie heißen folgerichtig intrazelluläre Kristalle. Die Fresszellen gehen dabei zugrunde. Dadurch werden entzündungsfördernde Substanzen freigesetzt. So entsteht der Gichtanfall, meinen zumindest die Experten. Und vieles spricht für diese Hypothese: Das Modell der durch Harnsäurekriställchen hervorgerufenen Arthritis (= *crystal induced arthritis*) ist sehr plausibel und dient auch zur Erklärung der chronischen Gicht.

Ein Amerikaner namens McCarthy aus Philadelphia hat die erwähnten kleinen Kristalle einem Hund, aber auch sich selber in ein Gelenk eingespritzt. Die Folge war bei Hund wie bei Mensch

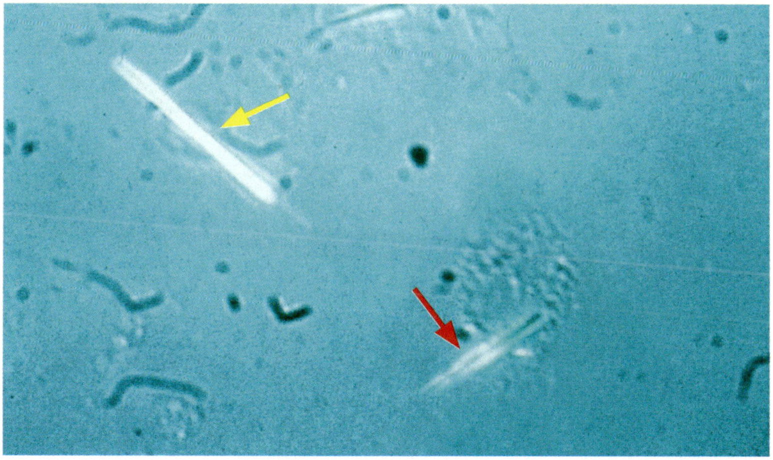

Abb. 8 Mikroskopische Aufnahme von Harnsäurekristallen: Zu erkennen sind hier ein extrazellulärer Kristall (gelber Pfeil) und – etwas kleiner daneben – der entscheidende, gichtauslösende intrazelluläre Kristall (roter Pfeil).

nach wenigen Stunden ein Gichtanfall. Wenn aber – als weiterer Versuch beim Hund – mit Hilfe eines Zellgifts die weißen Blutkörperchen ausgeschaltet und anschließend wieder Kristalle eingespritzt wurden, kam es nicht zum Gichtanfall. Daraus folgt, dass Mikrokristalle einen Anfall auslösen können, hierfür jedoch funktionstüchtige weiße Blutkörperchen notwendig sind. Darüber hinaus hat man inzwischen demonstriert, dass die Mikrokristalle nicht unbedingt aus Harnsäure bestehen müssen: Andere, kleinste Kristalle taugen dazu ebenso.

So gut diese Hypothese ist, so erklärt sie jedoch weder, warum fast immer nur ein Gelenk betroffen ist, noch, warum in erster Linie die Gelenke der *Peripherie* (also jene außerhalb des Körperstamms) und hier wieder in erster Linie die des Fußes und der Zehen befallen werden. Zu letzterer Beobachtung stellten Gichtexperten die These auf, dass eine bestimmte Gelenkinnentemperatur, die in der Peripherie niedriger ist, einen Anfall begünstigt. So liegt beispielsweise die Temperatur im Großzehengrundgelenk bei nur 25 °C (gegenüber einer durchschnittlichen Körpertemperatur von 37 °C!).

Anfallsauslöser – Bekanntes und weniger Bekanntes

Die »klassischen« Anfallsauslöser (zu viel Alkohol, zu viel »gutes« Essen, ebenso Infektionen) sind hinlänglich bekannt und auch gut zu erklären. Ein Festessen bedeutet erhöhte Purinzufuhr, ein Trinkgelage verminderte Harnsäureausscheidung; bei einem schweren bakteriellen Infekt kommt es zu Zellzerfall und Purinfreisetzung, ebenso bei der Chemotherapie von Tumoren (s. hierzu auch Seite 67).

Bestimmte äußere Umstände, die Stress verursachen und Veränderungen der Lebensgewohnheiten mit sich bringen (wie z. B. Operationen oder Reisen), scheinen ebenfalls die Auslösung von Anfällen zu begünstigen. Genauere Zusammenhänge sind hier noch nicht erforscht.

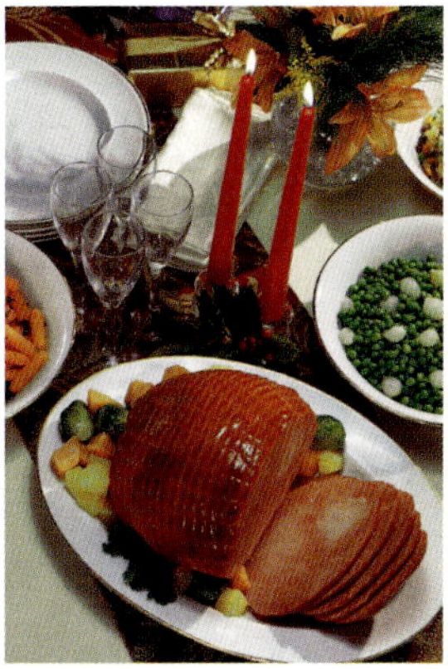

Anfallsauslöser: Ein Festessen z. B. geht meist mit einer hohen Purinzufuhr und hohem Alkoholkonsum einher.

Nach unserer Erfahrung findet man nur bei wenig mehr als der Hälfte aller Betroffenen einen eindeutigen Auslöser des Anfalls. Bei vielen anderen Anfällen lässt sich ein Auslöser nicht nachweisen. Auch kann man durch die Vermeidung auslösender Umstände zwar manche, aber bei weitem nicht alle Anfälle verhindern. Hüten sollte man sich davor, die Psyche als anfallsauslösendes Moment aller Gichtanfälle in Anspruch zu nehmen. Viel wahrscheinlicher ist es, dass der eine oder andere bei seelischer Belastung zum Glas und/oder zu Messer und Gabel greift. Es gibt keinen Gicht»charakter«, der allen Patienten gemein ist. Vereinfacht ausgedrückt heißt das: Viele Gichtanfälle haben eher einen konkreten »körperlichen« Hintergrund, wie z. B. einen zu hohen Alkoholkonsum.

Was den Gichtanfall auslösen kann

→ **Vermehrte Purinzufuhr (s. Seite 120) durch:** Fest- bzw. Geschäftsessen (z. B. an Feiertagen oder bei Kongressen)

→ **Verminderte Harnsäureausscheidung (s. Seite 130) durch:** Alkohol (vgl. erster Punkt), Arzneimittel (z. B. Bluthochdruckmittel wie *Diuretika*), Übersäuerung des Blutes *(Ketoazidose)* bei der Zuckerkrankheit *(Diabetes mellitus)* oder bei Fastenkuren

→ **Vermehrte körpereigene Harnsäurebildung durch:** Infekte, Zellzerfall bei Röntgenbestrahlung und Chemotherapie von Tumoren

→ **Mechanismen, die nicht vollständig geklärt sind:** Operationen, seelische Belastung, ungewohnte körperliche Anstrengung, schwere Unfälle

Die chronische Gicht

Dank moderner Diagnose- und Behandlungsmöglichkeiten gelingt es heutzutage dem Betroffenen und seinem Arzt oft, die Gicht frühzeitig unter Kontrolle zu bringen. Selten, aber immer wieder, kommt es jedoch immer noch zu schweren Schäden wie **Gelenkdeformierungen** (Gichtknoten: Abb. 9, siehe weiter unten) und **Knochenzerstörungen** (Knochentophi: Abb. 11, siehe Seite 41), da ein Teil der Patienten die Krankheit unterschätzt und sie nicht behandeln lässt.

In den folgenden Abschnitten lesen Sie, mit welchen manchmal **schwerwiegenden Spätfolgen** bei einer unbehandelten, chronischen Gicht zu rechnen ist.

INFO

»Gichtknoten« (s. Abb. 9) sind Zeichen der vermeidbaren chronischen Gicht und gehören zu den sichtbaren Tophi (s. Seite 39–40)!

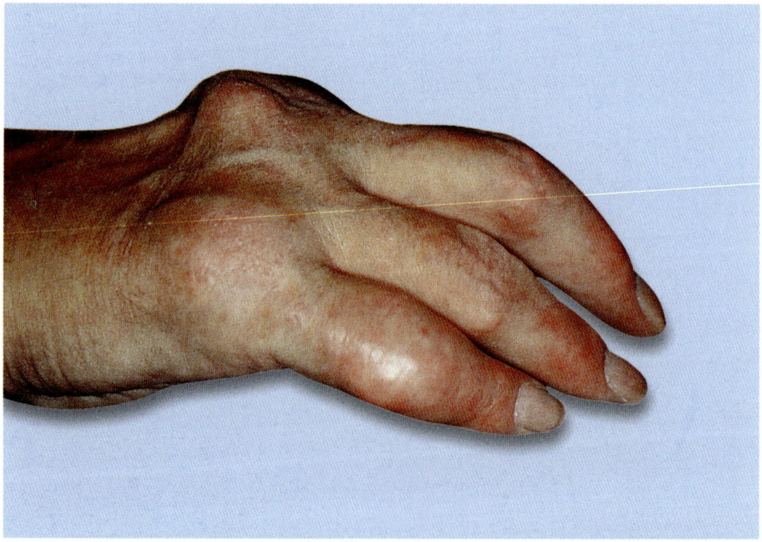

Abb. 9 Gichtknoten an der Hand: untrügliches Zeichen eines chronischen Gichtverlaufs. Sie sind heute glücklicherweise selten und durch eine entsprechende Therapie absolut vermeidbar bzw. behandelbar und rückbildungsfähig.

Ohne Behandlung wird das Leiden chronisch

Zwischen den ersten Gichtanfällen liegen meist sechs bis zwölf Monate Ruhe. (Es kann natürlich auch vorkommen, dass zeitlebens kein zweiter Anfall auftritt!) Ohne Behandlung werden die beschwerdefreien Abstände aber allmählich immer kürzer. Nach wenigen Jahren bleiben dann auch die Intervalle nicht mehr beschwerdefrei: Die akute Gicht geht in ein chronisches Gelenkleiden über, dessen Höhepunkte zunächst noch akute Anfälle sind.

Unbehandelt werden die Schmerzen allmählich zum Dauerzustand. In diesem fortgeschrittenen Stadium kommt es zu **Gelenkverformungen**. Suchen Sie deshalb bei Gelenkbeschwerden frühzeitig und in jedem Fall einen Arzt auf.

Achtung

Bereits nach dem zweiten Gichtanfall sind die Voraussetzungen für einen chronischen Verlauf gegeben: Eine ärztliche Behandlung ist deshalb unabdingbar!

Tophi – sichtbare und unsichtbare Zeichen der unbehandelten Gicht

Je länger die Gicht bei einem Menschen unbehandelt verläuft, desto eher und desto mehr lagert sich im gelenknahen Knochen (vgl. Knochentophi, Seite 41), später in Schleimbeuteln (vgl. Seite 30 und 41), in Sehnenscheiden, unter der Haut und sogar in manchen Organen Harnsäure ab. Diese Harnsäurelager bzw. -ablagerungen, die in der Fachsprache *Tophi* genannt werden, sind schmerzlos. Manche kann man sehen, wie beispielsweise den »Klassiker« unter den Tophi, die Gichtperle am Ohr (s. Abb. 10 auf der nächsten Seite). Hierbei handelt es sich um ein weißes oder gelbliches, bis drei Millimeter großes Knötchen unter bzw. in der Haut der Ohrmuschel.

Heute sind Tophi erfreulicherweise selten geworden, weil ihre Voraussetzung, die *Hyperurikämie* (mehr zur *Hyperurikämie* ab Seite 66), behandelt wird. Dennoch kommen sie immer wieder

Info

Der medizinische Begriff *Tophi* umfasst sichtbare Harnsäureablagerungen (z. B. »Gichtknoten« oder »Gichtperlen«), aber auch unsichtbare Anzeichen einer chronischen Gicht, die nur der Radiologe auf dem Röntgenbild erkennt (»Knochentophi«)!

vor. Ihre Feststellung ist für den behandelnden Arzt wichtig, weil sie beweisen, dass eine Gicht bereits seit längerer Zeit vorliegt bzw. vorlag.

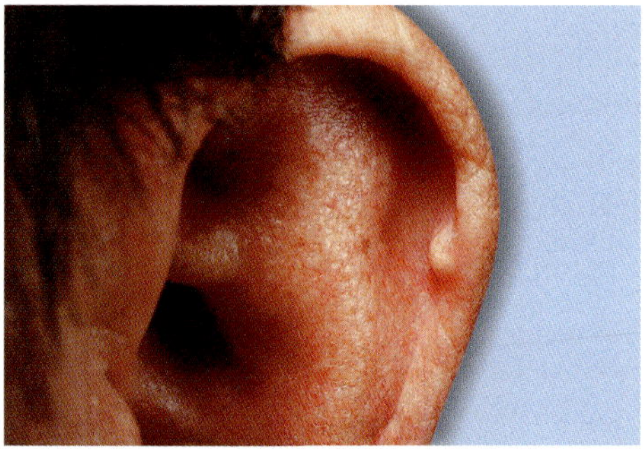

Abb. 10 Der »Klassiker« unter den Weichteil-Tophi der Gicht: Gichtperle am Ohr.

Tophi entstehen, wie gesagt, durch allmähliche, chronische Ablagerungen von Harnsäure – ein Vorgang der schmerzlos verlaufen kann. Dem akuten Anfall (der durch eine rasche Erhöhung der Harnsäurekonzentration ausgelöst wird) stehen die nur scheinbar weniger dramatischen Folgen der chronischen Hyperurikämie gegenüber. Diese Unterscheidung ist sehr wichtig.

Knochentophi

Die Knochentophi sind Harnsäurelager im Knochengewebe. Sie können als runde *Knochendefekte* auf Röntgenaufnahmen durch den Radiologen festgestellt werden. Die unangenehme Eigenschaft des Tophus, nämlich seine Neigung, sich zu vergrößern und dabei gesundes Gewebe und sogar Knochen zu verdrängen, führt zunächst zu den *Defekten* in gelenknahen Knochenbereichen, die zuerst nur im Röntgenbild zu erkennen sind (s. Abb. 11). Ärzte sprechen hier von »Defekten«, weil der Knochen von einer Substanz ersetzt wird, die keinen Röntgenschatten wirft (in unserem Fall die Harnsäurekristalle). In der Regel bleiben diese Knochentophi lange Zeit unentdeckt, da sie weder Schmerzen noch sonstige Probleme bereiten. Erst allmählich kommt es zu Deformierungen: Die Gelenke verschieben sich.

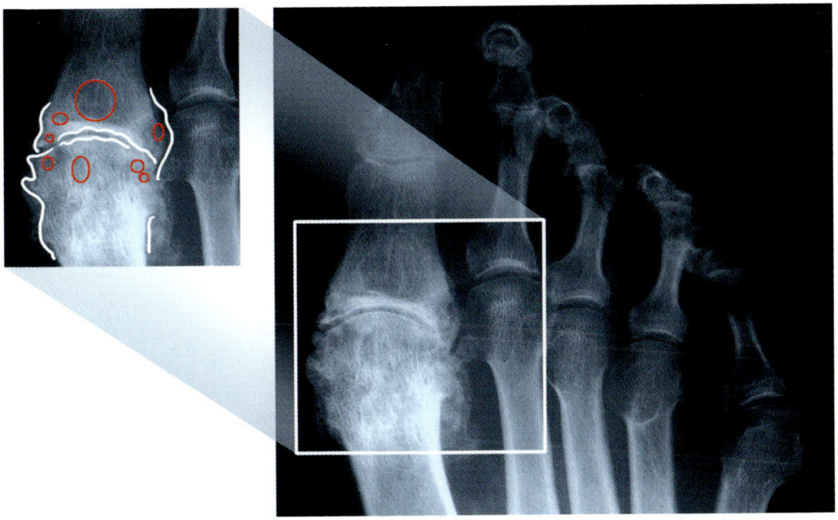

Abb. 11 Runde »Löcher« im Knochen: Diese als *Knochentophi* bezeichneten Defekte sind nur im Röntgenbild nachweisbar: hier ein Großzehengrundgelenk mit ausgeprägten Veränderungen (die roten Kreise im Ausschnittbild zeigen die Orte der Tophi an).

Tophi in Schleimbeuteln

Wenn Schleimbeutel (s. Seite 30) sich ohne erkennbaren Anlass vergrößern, kann dies ein Hinweis auf eine Gicht sein. Gelegentlich kommt es in einem betroffenen Schleimbeutel zu einem gichtähnlichen Anfall.

Grundsätzlich sollte jeder vergrößerte Schleimbeutel auf Gicht untersucht werden.

Gicht heißt auch Gefahr für die Niere

Die Niere spielt sowohl bei der Entstehung als auch im Verlauf der Gicht eine wichtige Rolle. Es lohnt sich deshalb, sie etwas genauer zu betrachten, um ihrer Beziehung zur Gicht auf die Spur zu kommen.

Die Niere und ihre Aufgaben

Die Niere bereitet den Harn aus dem Blut. Dabei fällt ihr eine **doppelte Aufgabe** zu:

1. Sie scheidet einerseits überflüssige Substanzen, d.h. Endprodukte des Stoffwechsels, aus;
2. sie hält andererseits wertvolle Stoffe im Körper zurück.

Die Harnsäure ist ein Stoffwechselendprodukt, das ausgeschieden werden muss – wie viele andere Verbindungen auch, von denen einige zum Teil sogar giftig sind. Zu den Substanzen, die die Niere hingegen dem Körper erhalten muss, gehört – wie wir ab Seite 48 sehen werden – das Wasser. Dazu vorweg einige anatomische Erläuterungen.

Ein Ausflug in die Anatomie

Der Mensch hat normalerweise zwei Nieren. Zur Not kommt der Mensch aber auch mit **einer Niere** aus, da beide Nieren jeweils die gleiche Funktion ausüben. Wenn wir deshalb im Weiteren von der Niere sprechen, so sind eigentlich immer die Nieren gemeint.

Die Nieren sind ein paariges Organ wie die Augen, Ohren oder Lungen.

Die Nieren liegen im Lendenbereich (s. Abbildung 12) links und rechts der Wirbelsäule. Mit ihrer Einbuchtung (dem so genannten Hilus [Nierenpforte]) nach innen, sitzen sie direkt unter dem Zwerchfell bzw. den Rippen, rechts unter der Leber, links unter der Milz. Von außen gesehen befinden sich die Nieren unter den untersten Rippen (vom Boxen kennen Sie vielleicht den so genannten Nierenschlag ...). Sie gleichen in ihrer Form einer Bohne.

INFO

Die Aufgabe der Niere ist die Bildung des Harns. Dabei muss sie für den Körper wertvolle Substanzen – wie z. B. auch Wasser – zurückhalten, entbehrliche oder gar giftige dagegen aussondern.

Jede Niere wird über eine kräftige Arterie versorgt, die von der Bauchschlagader ausgeht und im Nierenhilus mündet. Eine Menge Blut durchfließt ununterbrochen die Nieren (ein Liter pro Minu-

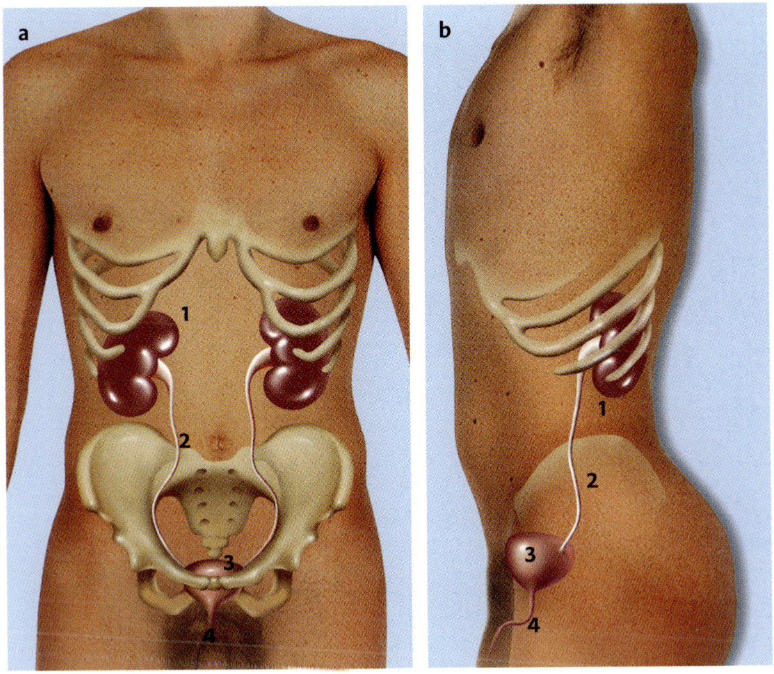

Abb. 12 Lage der Nieren und ableitenden Harnwege beim Mann: dargestellt von vorn (a) und von der Seite (b) mit Nieren (1), Harnleiter (2), Harnblase (3) und Harnröhre (4).

te!). Die nahezu gleiche Menge fließt wieder über die jeweilige Nierenvene aus dem Hilus der Nieren heraus, und zwar in die große untere Hohlvene. Die enorme Blutversorgung ist auch dringend notwendig, da die Nieren die Hauptausscheidungsorgane des Menschen sind!

In der Minute fließt rund ein Liter Blut durch die Nieren.

Von dem Hilus der Nieren fließt der Harn aus den Nierenbecken durch die Harnleiter in die Blase. Von dort gelangt er durch die Harnröhre nach draußen.

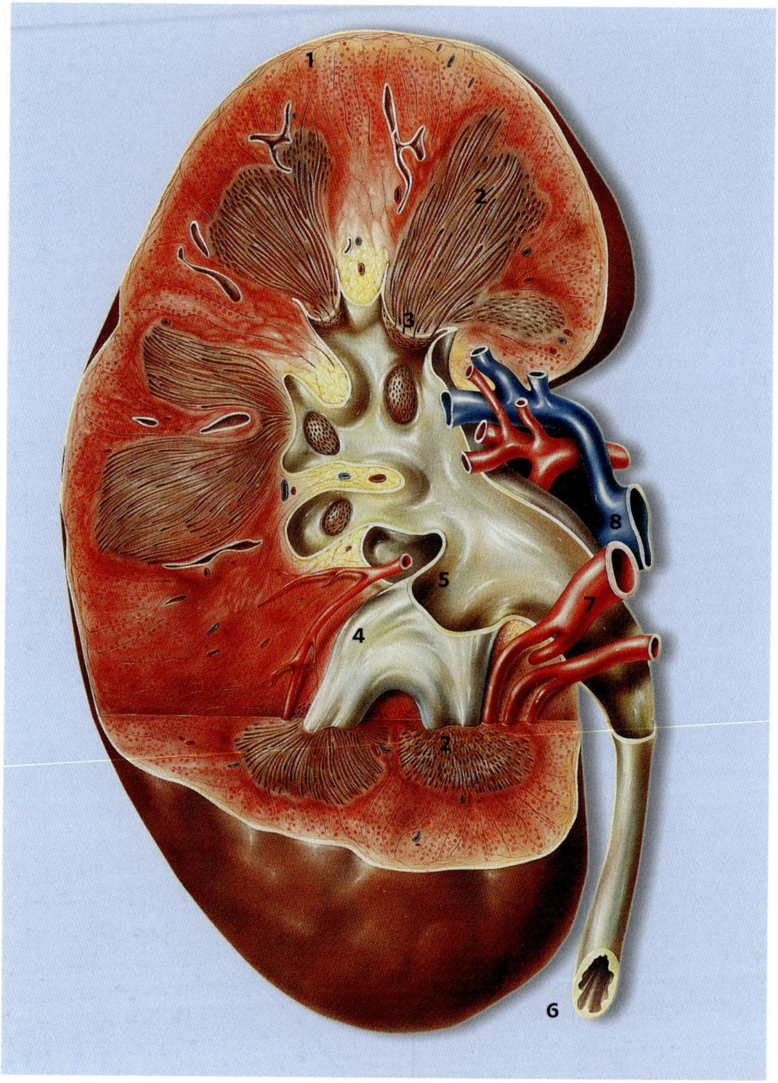

Abb. 13 Innenleben einer Niere: Quer- und Längsschnitt zeigen von außen nach innen: Nierenrinde (1), Nierenmark (2), Nierenpyramide (3), Nierenkelch (4), Nierenbecken (5), Harnleiter (6), Nierenarterie (7) und Nierenvene (8).

In der schematischen Zeichnung einer Niere auf der linken Seite (Abb. 13) sind *Rinde, Mark* und *Nierenbecken* gut voneinander unterscheidbar. Die pyramidenähnlichen Vorwölbungen des Markes heißen *Papillen*.

Das Nephron – »Klärwerk« im Körper
Die eigentliche funktionelle Einheit der Nieren ist das Nephron. Jedes Nephron enthält ein Nierenkörperchen, das auch *Glomerulum* (Mehrzahl: *Glomerula*) genannt wird, und daran angeschlossene Nierenröhrchen oder -kanälchen. Ein Glomerulum ist eine Art Gefäßknäuel – hier teilt sich eine kleine Arterie in mehrere *Arteriolen* (kleinste muskuläre Arterien), die sich dann wieder in so genannte Haargefäße *(Kapillaren)* aufspalten.

Die Nierenkörperchen sitzen alle in der Nierenrinde.

Mehr als eine Million Nierenkörperchen
Jede Niere besitzt mehr als eine Million dieser Glomerula. Durch die Membranwand der Glomerulum-Gefäße werden mit Hilfe des Blutdrucks Wasser und damit all jene gelösten Substanzen aus dem Blut hindurchgepresst, die der Körper ausscheiden muss. Bei diesem Filtervorgang entsteht also ein Produkt, das **Primärharn** oder **Primärfiltrat** genannt wird und Körperwasser mit darin gelösten harnpflichtigen Stoffen enthält. Das Filtrat fließt direkt in die unmittelbar angeschlossenen **Nierenkanälchen**, in die so genannten *Tubuli*.

In diesen Röhrchen fließt der Primärharn seiner Ausscheidung entgegen. Auf seinem Weg, der durch das Mark, zurück in die Rinde und wieder durch das Mark führt (s. Abb. 14), wird der Harn stark verändert. Dieser Vorgang, der die **zweite große Aufgabe** der Nieren ist, dient in erster Linie der **Konservierung** (»Zurückhalten«) des Körperwassers und der endgültigen Ausscheidung der Harnsäure und anderer harnpflichtiger Substanzen.

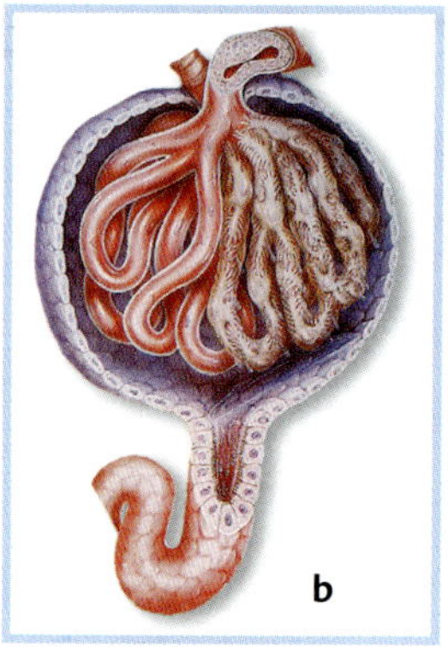

Abb. 14 b Nierenkörperchen im Detail: mit seinen typischen, zahlreichen Gefäßknäueln

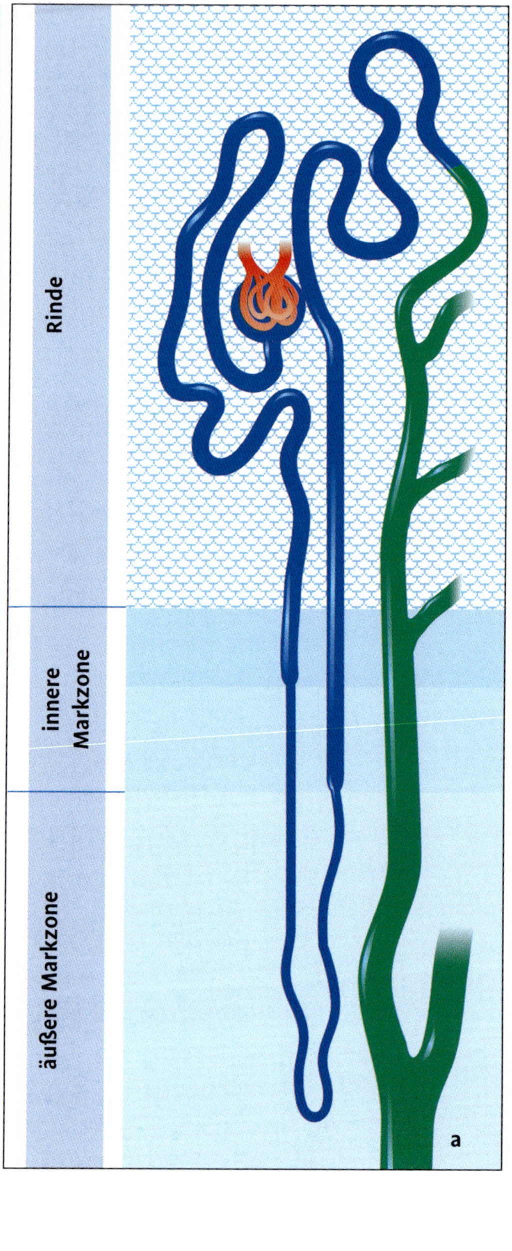

Abb. 14 a Der Weg vom Blut zum Urin ist lang und verschlungen: Jede Funktionseinheit der Niere, also jedes Nephron, besteht aus einem Nierenkörperchen (rot) und einem Nierenkanälchen (blau), das bis ins Nierenmark reicht. Das Nierenkanälchen mündet schließlich im Sammelrohr (grün), durch das der Urin seiner Ausscheidung zugeführt wird.

An dieser Stelle soll das bereits mehrfach erwähnte »Blut« etwas genauer unter die Lupe genommen werden, da es nicht nur für die Nierenfunktion von Bedeutung ist, sondern auch bei der Entstehung des Gichtanfalls eine tragende Rolle spielt.

Die Rolle des Blutes bei der Harnbereitung

Blut besteht zur Hälfte aus roten bzw. weißen Blutkörperchen und zur Hälfte aus dem eiweißreichen Blutplasma – kurz *Plasma* genannt. Wenn Blut gerinnt, entsteht aus Plasma das so genannte Serum.

Blut ist ein besonderer »Saft«: Unentbehrliche Zellen (Blutkörperchen) und Eiweißstoffe sind seine wichtigsten Bestandteile.

Bei der Filtration des Blutes bzw. Plasmas in den Glomerula, also in den Nierenkörperchen, entsteht *Plasmawasser*, eine **eiweißfreie** Flüssigkeit, die jedoch noch alle anderen gelösten Substanzen enthält. Man kann sagen, dass die Harnbereitung im Glomerulum mit der Abfiltration eines Teils des Plasmawassers vom restlichen Blut beginnt. Die Leistung der Nieren ist dabei erstaunlich. Bei einer Durchblutung von mehr als 1 Liter pro Minute produzieren die Nieren nur wenig mehr als **1 ml (definitiven) Harn** pro Minute, erhalten also dem Körper mehr als 99 Prozent Wasser. Dabei beträgt die **Primärharnbildung** zunächst 120 ml (= 1,2 dl) pro Minute – also noch wesentlich mehr. Vom Primärharn wird dann nur ungefähr ein Prozent des Wassers ausgeschieden.

Dabei werden Hunderte, ja Tausende von Substanzen voneinander getrennt. Wie der Körper das schafft, kann hier nicht weiter ausgeführt werden. Für das Thema dieses Buches, nämlich die Gicht, ist lediglich der ohnehin komplizierte Ausscheidungsweg der **Harnsäure** von Interesse.

Auf ihrem Weg in den Urin gerät die Harnsäure zunächst ins *Primärfiltrat* (= Erstfiltrat). Dort beträgt ihre Konzentration wie im

Blutplasma durchschnittlich 5 mg pro 100 ml. Jede Minute werden in den Primärharn also 5 mg/ dl x 1,2 dl/min, das sind 6 mg pro Minute, abfiltriert. In der Stunde sind das 360 mg, pro Tag **mehrere Gramm Harnsäure**, die in den Primärharn gelangen.

Nur ein kleinerer Teil der filtrierten Harnsäuremenge wird auch wirklich ausgeschieden.

Wohlgemerkt nur in den Primärharn! Denn letztendlich werden durch die Nieren **500** bis **800 mg Harnsäure pro Tag** ausgeschieden. Offensichtlich spielen Mechanismen, welche die Harnsäure im Körper zurückhalten, eine Rolle. In der menschlichen Niere wird nämlich normalerweise die Ausfällung – und das heißt Kristallbildung – der Harnsäure vermieden. Dies geschieht durch eine bewundernswerte Koordination der **Einbehaltung** (Konservierung) und der **Ausscheidung von Wasser und Harnsäure**. Es ist verständlich, dass Störungen dieses komplizierten Zusammenspiels jedoch zu Harnsäureausfällungen und letzten Endes zur Bildung von **Harnsäuresteinen** (s. Seite 50) führen können.

Was geschieht bei der Gicht?

Die Funktion der Niere ist bei der Gicht eingeschränkt.

Kehren wir nach diesem Ausflug in die Bau- und Funktionsweise der Nieren zurück zu der Frage, welche Auswirkung die Gicht auf diese Organe hat. Die Nieren funktionieren bei Gichtkranken nicht so gut wie bei Gesunden, da sie einen ererbten Defekt der Harnsäureausscheidung aufweisen, der sich erst im mittleren Lebensalter äußert, sich nur bezüglich der Harnsäure bemerkbar macht und in wohlhabenden Zeiten viel häufiger zu schwerwiegenden Folgen führt als in armen.

Früher gehörten Steinkoliken oder Abgänge von Harngrieß zum »natürlichen« Verlauf einer Gicht. Heute kann die Krankheit frühzeitig erkannt und effektiv behandelt werden, wenn man rechtzeitig den Arzt aufsucht. Es liegt also auch an Ihnen, diese gefährlichen Spätfolgen und Komplikationen einer Gicht zu vermeiden.

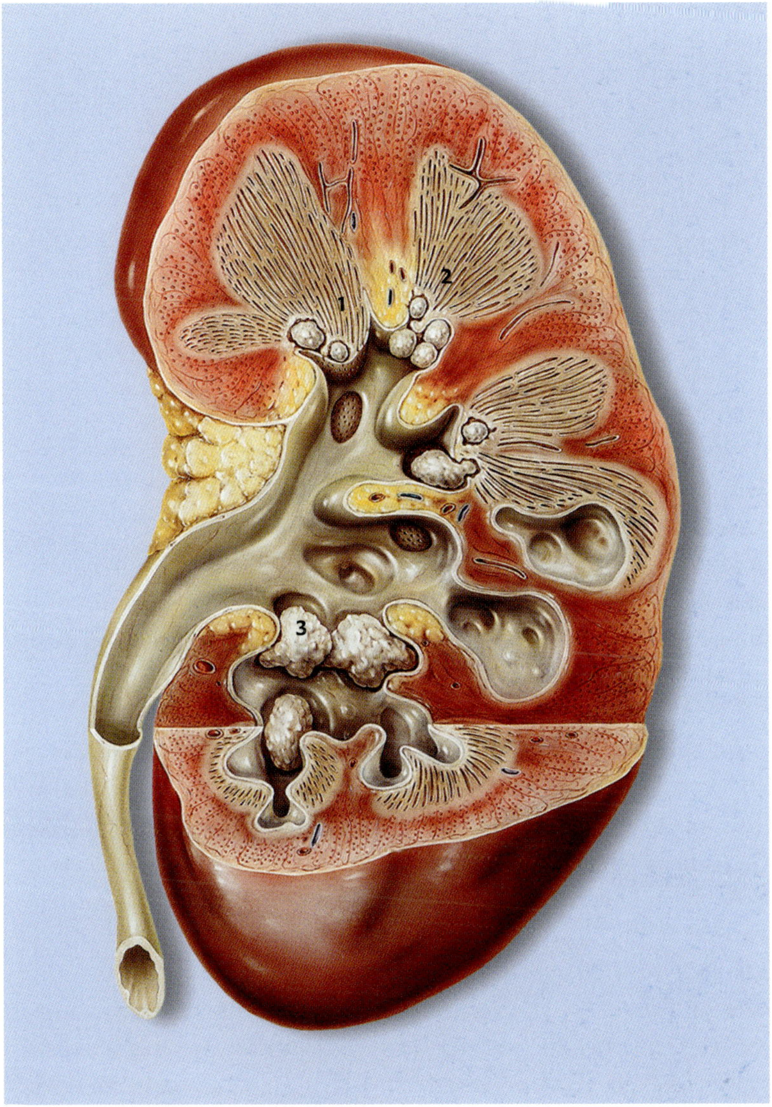

Abb. 15 Niere mit verschiedenen Nierensteinen: Sie können im Mark (1), im Kelch (2) oder im Nierenbecken (3) auftreten.

Gichtniere und Harnsäuresteine

Gerade in den Nieren können Harnsäurekristalle enormen Schaden anrichten. Der erhöhte Harnsäurespiegel im Blut und im Primärharn schädigt die Niere auf **dreierlei Weise**:

1. Die erhöhte Harnsäuremenge führt zu einer Vermehrung des Bindegewebes in den Räumen zwischen den Harnkanälchen, den Tubuli.
2. Im Nierenmark kommt es zur Bildung von Tophi, also von Harnsäureablagerungen im Gewebe.
3. In den Harnwegen fällt Harnsäure aus und bildet Grieß oder Steine.

Die Gichtniere ist die schwerwiegende Folge einer unbehandelten Gicht.

Die Folge all dieser gichtbedingten Komplikationen ist eine erhöhte Infektanfälligkeit der Niere (mit der Gefahr von Entzündungen). Außerdem können Abflussstörungen mit Koliken auftreten, die ihrerseits wieder zu Bluthochdruck führen können oder zumindest früher führten (mehr zum Zusammenhang von Gichtniere und Bluthochdruck auf Seite 52).

Wegen dieser Konsequenzen für den gesamten Organismus ist die **Gichtniere** hinsichtlich der Lebenserwartung weitaus gefährlicher als die Gelenkgicht, auch wenn sie, abgesehen von den Koliken, weniger dramatisch verläuft. Wie so oft kann eine chronische Schädigung bedrohlicher sein als ein momentaner Anfall.

Die Nierenkolik, genauer gesagt die Harnleiter-(= *Ureter*-)Kolik, verläuft beim Gichtpatienten nicht anders als bei Patienten, deren Steinleiden eine andere Ursache haben. Der Schmerzort entspricht der Stelle des harnableitenden Systems, an der sich der eingeklemmte Stein befindet. Typische »Engstellen« zeigt Abbildung 16 auf der nächsten Seite.

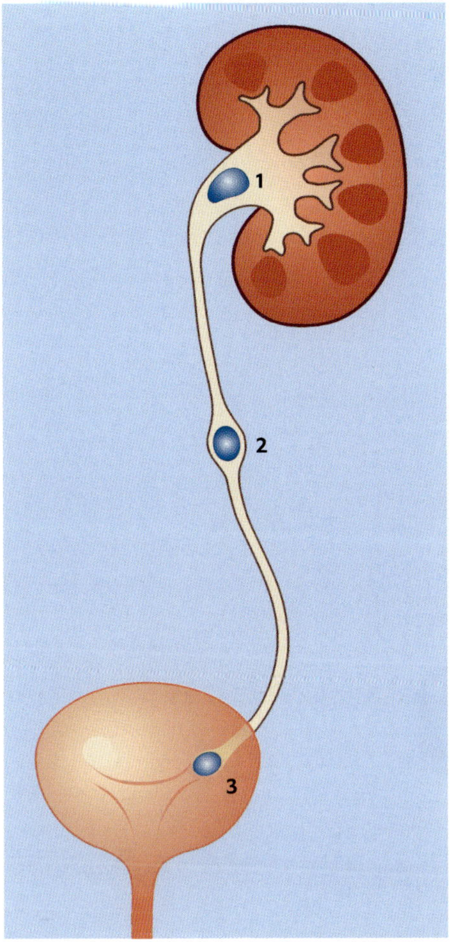

Abb. 16 Abflusshindernis Stein:
In den ableitenden Harnwegen können Steine zu Koliken führen. Der Schmerzort ist abhängig davon, an welcher Stelle sich der Stein eingeklemmt hat.

Verhakt er sich in der Nähe des **Nierenbeckens (1)**, strahlt der Schmerz in die Flanke aus.

Sitzt der Stein in der **Mitte des Harnleiters (2)**, wird der Schmerz in den Leisten sowie in den Genitalien oder im Oberschenkel empfunden.

Sitzt er bereits am **Blaseneingang (3)**, verursacht er Harndrang und Blasenschmerz.

Bei schweren Koliken wird ein krampflösendes Mittel (ein so genanntes *Spasmolytikum*) die Beschwerden lindern. Gichtpatienten mit bekannten Nierensteinen bzw. -grieß sollten solche Mittel immer mit sich in der Tasche führen. Fragen Sie dazu Ihren behandelnden Arzt!

Koliken, die durch Grieß, also kleinste Steinchen, verursacht werden, unterscheiden sich von der **Steinkolik im Harnleiter** (so genannte *Ureterkolik*) in erster Linie durch die Häufigkeit ihres Auftretens. »**Grießkoliken**« werden vom Betroffenen oft erst in der Harnröhre empfunden, als ob die »Röhre ausgebürstet« würde.

Gichtbedingte Nierenschäden beeinträchtigen den Organismus in dreierlei Hinsicht:

1. Die Ausscheidung von Schadstoffen ist gestört.
2. Die Infektabwehr ist eingeschränkt.
3. Als Folge der Schädigung des Nierengewebes droht ein Bluthochdruck.

Während bei einer Harnleiterkolik eher der Arzt zu Hilfe geholt werden muss, sind »Grießkoliken« vergleichsweise harmlos und durch reichliche Harnflut gut zu beheben (indem Sie beispielsweise eine Flasche Mineralwasser trinken). Harnsäuresteine hingegen, die so groß werden, dass sie die Niere nicht mehr verlassen können, füllen früher oder später das ganze Nierenbecken aus. Sie schmerzen selten, können aber das Organ durch eine Folgeinfektion dauerhaft schädigen.

Wichtigste Folge der chronischen Gicht: Bluthochdruck

Die Nieren sind nicht nur Stätte der Harnproduktion – sie wirken auch bei der Regulierung des Blutdrucks mit. Eine chronische Gicht kann deshalb zum Bluthochdruck, zur *Hypertonie*, führen.

Wie ist das möglich? Bestimmte Zellgruppen in der Nähe der Glomerula, den Gefäßknäulen in der Nierenrinde (Abbildung 14), übernehmen einen wichtigen Teil der Blutdruckregulierung. Bei einer Gichtniere können die Glomerula durch Abflussbehinderungen in den zugehörigen Harnkanälchen geschädigt werden – die Folge sind wiederum Schädigungen der blutdruckregulierenden Zellgruppen in der Niere, die schließlich **zum Bluthochdruck**, zur *Hypertonie*, führen können.

Gichtbedingte Nierenschäden, wie z. B. die Gichtniere, führen nicht selten zu Bluthochdruck.

Messung des Blutdrucks

Überprüfen Sie deshalb regelmäßig selbst Ihren Blutdruck. Heutzutage sind in Apotheken elektronische Blutdruckmessgeräte erhältlich, die leicht zu handhaben sind und auch zu Hause zuverlässige Messungen ermöglichen. Blutdruckuhren am Handgelenk liefern ebenfalls recht genaue Werte. Wie Sie die Blutdruckselbstmessung fehlerfrei anwenden und welche Messverfahren für Sie in Frage kommen, wird Ihnen Ihr Arzt oder Apotheker erklären.

Die zwei Werte des Blutdrucks

Bei der Blutdruckmessung erhalten Sie **zwei Werte**, die jeweils der Spitze und dem Tal des Blutdruckverlaufs entsprechen. Immer wenn sich der Herzmuskel zusammenzieht, wirft er eine bestimmte Blutmenge aus. Dies ist die so genannte *Systole* – der gemessene Blutdruckwert heißt entsprechend auch **systolischer Druck**. Die Entspannungsphase des Herzens entspricht der *Diastole*, der entsprechende Druck ist der **diastolische Druck**.

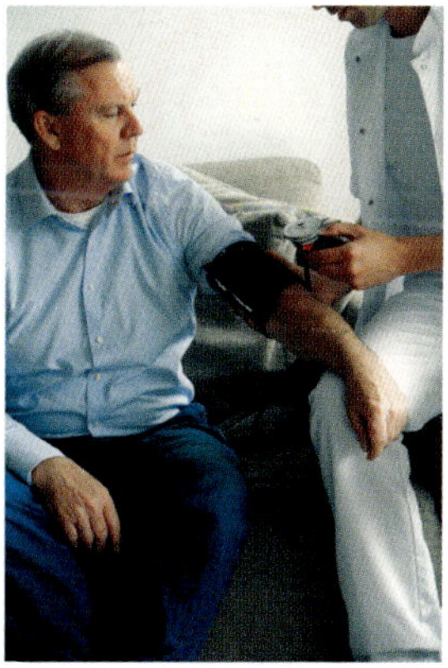

Um Ihren Blutdruck beurteilen zu können, sollten Sie sich an den allgemeinen Richtlinien der Deutschen Liga zur Bekämpfung des hohen Blutdrucks orientieren. Danach spricht man bei Werten bis 129 / 84 mmHg noch von Normalwerten, bis 139 / 89 von »hoch normal« und bereits ab 140 / 90 mmHg von Hochdruck. Über die Notwendigkeit einer Behandlung entscheidet Ihr Arzt.

Eine ärztliche Kontrolle und Behandlung ist bei erhöhten Blutdruckwerten dringend notwendig, vor allem wenn der diastolische (untere) Wert über 90 mmHg liegt.

Einteilung des Blutdrucks nach Blutdruckhöhe (mmHg)*

Bewertung des Blutdrucks	**Systolischer (oberer) Wert in mmHg**	**Diastolischer (unterer) Wert in mmHg**
NORMAL	unter 130	unter 85
GRENZWERT	bis 139	bis 89
HOCHDRUCK	140 und darüber	90 und darüber
BLUTDRUCK-ZIELWERT bei Nierenerkrankungen	unter 125	unter 75

* nach den Richtlinien der Deutschen Liga zur Bekämpfung des hohen Blutdrucks e. V. in Anlehnung an WHO, 2006

Bestehen Sie bei Gesprächen mit Ihrem Arzt auf der Normalisierung Ihres Blutdrucks. Neue wissenschaftliche Untersuchungen haben gezeigt, dass auch eine »mäßige« Blutdruckerhöhung die Lebenserwartung einschränkt. Eine ausreichende Behandlung, eine Normalisierung des Blutdrucks, ist heute so gut wie immer möglich.

Wie entsteht Gicht?

Die Grundprinzipien des Purin- und Harnsäurestoffwechsels haben Sie im ersten Kapitel bereits kennen gelernt. Das nächste Kapitel beleuchtet nun die genaueren Zusammenhänge zwischen Purinen und Harnsäure. Sie erfahren, warum es überhaupt zu diesem erblichen »Fehler« im Stoffwechsel und den Folgen kommen kann.

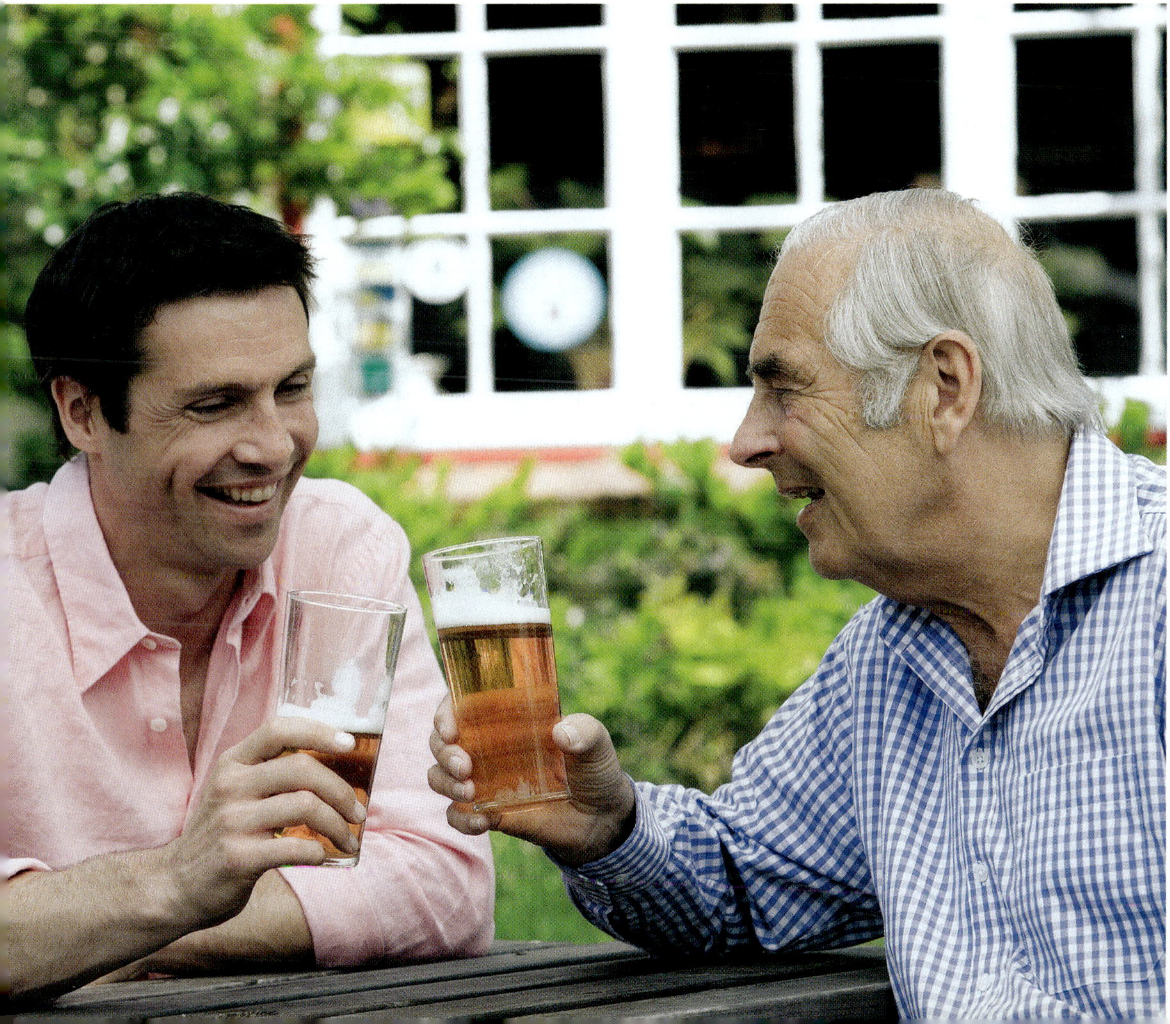

Das entscheidende **Endprodukt des Purinabbaus** beim Menschen ist die Harnsäure, die nicht weiter abgebaut werden kann, sondern ausgeschieden werden muss.

Fällt also im Stoffwechsel vermehrt Harnsäure an (beispielsweise durch eine erhöhte Purinzufuhr von außen), nimmt automatisch auch die Harnsäureausscheidung zu. Die erhöhte Harnsäureproduktion wird dadurch jedoch nicht ganz ausgeglichen: Eine **vermehrte Harnsäurebildung führt immer zu einer Zunahme der Harnsäurekonzentration im Blut**. Doch lesen Sie zunächst, wie es überhaupt zu vermehrter Harnsäurebildung kommen kann.

Purine – Quelle der Harnsäure

Fast alle Nahrungsmittel enthalten Purine – tierische etwas mehr als pflanzliche.

Purine sind die Vorstufen der Harnsäure – oder umgekehrt formuliert: Die Harnsäure ist das Abbauprodukt des Purinstoffwechsels. Purine sind lebenswichtige Bestandteile aller Körperzellen, d.h. menschlicher, pflanzlicher und tierischer Zellen. Sie sind die Bausteine der Erbsubstanz, die sich in jedem Zellkern, befindet. Sie bestehen aus Kohlenstoff-(C-) und Stickstoff-(N-)atomen. Je nach Purinquelle unterscheidet man zwei Arten von Harnsäure:

Harnsäure aus der **körpereigenen Purinproduktion** heißt *endogen* (aus dem Inneren kommend); Harnsäure, die aus **zugeführten Nahrungspurinen** entsteht, nennt man *exogen* (von außen kommend).

Herkunft der Purine

→ Körpereigene Zellen: endogene Herstellung – von innen

→ Nahrungsmittel: exogene Zufuhr – von außen

Die körpereigene Purinherstellung: endogene Harnsäure

Der Körper kann seinen Bedarf an Purinen allein durch seine körpereigene – endogene – Herstellung decken. Notwendig sind Purine für den Körper, weil sie die wesentlichen **Bausteine der Nukleinsäuren** sind – also jener Träger der Vererbung und Übersetzer der Erbinformation in den Stoffwechsel, die man *DNS* und *RNS* nennt, amerikanisch DNA und RNA. Die Purine *Adenin* und *Guanin* sind Baustoffe der Nukleinsäuren DNS und RNS. Darüber hinaus dienen purinhaltige Verbindungen, wie z. B. die Koenzyme, als Prozessbeschleuniger oder Katalysatoren von Stoffwechselabläufen (s. unten).

Bei der **körpereigenen Purinbildung** (s. dazu auch die Übersicht auf Seite 58) ist die *Inosinsäure* das zentrale Zwischenprodukt. Sie entsteht aus kleinen im Stoffwechsel gebildeten Bruchstücken wie *Kohlendioxyd* (CO_2) *und Ammoniak* (NH_3). Aus ihr werden die wichtigsten Substanzen des Zellkerns, nämlich die Erbinformation **enthaltende** Nukleinsäure **DNS**, die Erbinformation **transportierende** Nukleinsäure **RNS** sowie nahezu alle **Koenzyme** gebildet.

DNS und RNS sind die beiden entscheidenden Stoffe der Erbinformation, ob in pflanzlichen, in tierischen oder in menschlichen Zellen.

Koenzyme kann man als Enzymhelfer bezeichnen. Sie sind für alle enzymatischen Reaktionen mitverantwortlich. Enzyme wiederum dienen – wie gesagt – als Katalysatoren bei den verschiedensten chemischen Reaktionen im Körper.

Im Rahmen der komplizierten Umwandlungsprozesse im Stoffwechsel geht ein Teil von DNS, RNS sowie der Koenzyme verloren und wird über Zwischenprodukte zu Harnsäure abgebaut.

Die **endogene**, d. h. die **vom Körper gebildete Harnsäure** wird zum Großteil über die Nieren mit dem Urin wieder ausgeschie-

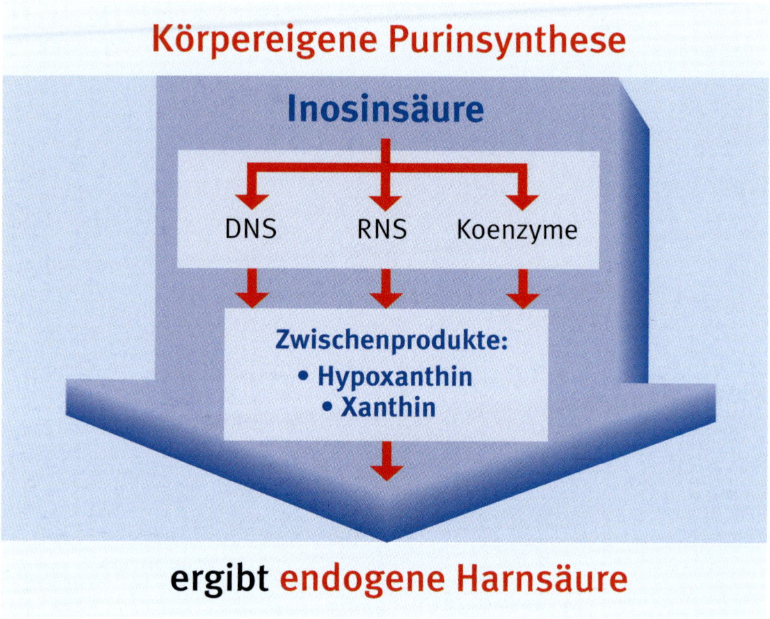

den. Beim Gesunden ist dies eine Menge von ca. 300 bis 400 mg täglich. Zur Erinnerung: Insgesamt scheiden die Nieren pro Tag durchschnittlich 500 bis 800 mg Harnsäure aus – der Rest stammt also aus **exogener** Quelle, d.h. ist von außen über die Nahrung zugeführt worden (s. Seite 59)!

Da die Harnsäure letztlich immer aus Zellen stammt, kommt ein Anstieg der endogenen Harnsäure vor, wenn **Zellen vermehrt auf- oder abgebaut** werden. Folglich erhöht sich die Harnsäure beispielsweise bei einer Chemotherapie, wenn Tumorzellen zerstört werden, sowie beim Abbau gutartiger Zellen im Rahmen einer schweren Entzündung. Auch beim vermehrten Neuaufbau von Zellen, wie beispielsweise bei der *Polyzythämie*, einer Vermehrung der roten Blutkörperchen, kommt es zu einem Anstieg der endogenen Harnsäure (aufgrund des vermehrten Umsatzes von DNS).

Purine aus der Nahrung: exogene Harnsäure

Die exogene Harnsäure stammt aus Purinen, die dem Körper über die Nahrung zugeführt worden sind, also aus tierischen und pflanzlichen Zellen, noch genauer aus deren Erbsubstanz DNS, RNS und den Koenzymen in tierischen und pflanzlichen Geweben.

Sowohl in tierischen als auch in pflanzlichen Zellen sind Purine enthalten.

Kohlenhydrate wie Zucker und weißes Mehl, **Milch** und **Fette** wie Öle, Butter und Margarine enthalten dagegen keine Zellen, also auch keine Purine; sie sind purinfrei! Dies ist wichtig für die Zusammenstellung einer Diät. Mehr dazu lesen Sie im Kapitel »Diät bei Gicht – ein Erfolgsrezept«, ab Seite 119. Im vorderen und hinteren Umschlagklappenbereich finden Sie außerdem Auszüge einer Purintabelle, in der die entsprechenden Harnsäurewerte angegeben werden

Purine aus Nahrungsmitteln werden bei der Verdauung **in unterschiedlichem Maße vom Körper aufgenommen**. Das hängt davon ab, ob sie aus DNS oder RNS oder aus Koenzymen der jeweiligen Nahrungsmittel stammen, weil diese Substanzen in unterschiedlichem Maße von den Verdauungssekreten abgebaut werden. Die vom Körper nicht aufgenommenen Purine werden durch Darmbakterien abgebaut. Das nachfolgende Schema verdeutlicht, wie viel Prozent von den Nahrungspurinen tatsächlich in den Stoffwechsel eingehen.

Ob die Purine Ihrer Nahrungsmittel aus DNS, RNS oder Koenzymen stammen, spielt im alltäglichen Leben, vor allem aber für Ihren Speiseplan keine Rolle.

Die exogene Harnsäuremenge hängt also vom Puringehalt der Lebensmittel ab. Bei nahezu purinfreier Ernährung ist die exogene Harnsäuremenge gering, d. h. kaum nachweisbar.

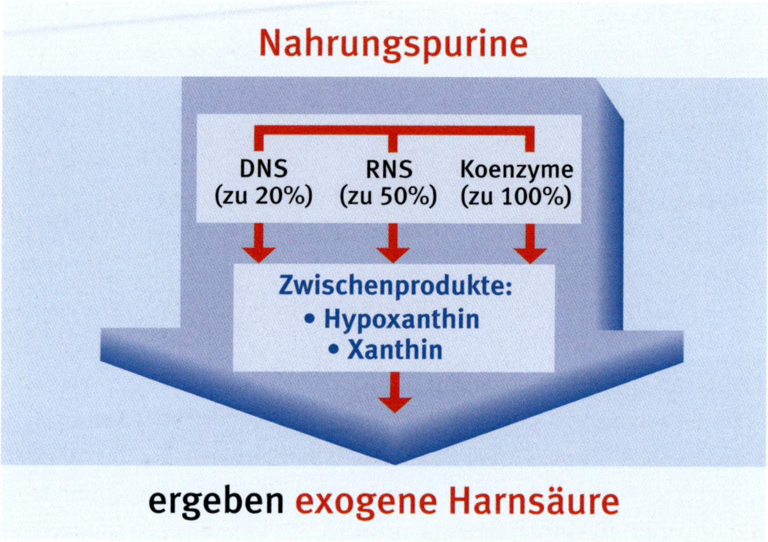

Bei purinreicher Ernährung hingegen kann es zu einer Purinzufuhr kommen, die den Harnsäurespiegel im Blut deutlich erhöht. Die Folge davon kennen die Gichtgeplagten nur zu genau: **ein akuter Gichtanfall**. Im nächsten Kapitel lesen Sie, was passiert, wenn das empfindliche Harnsäuregleichgewicht gestört wird.

Die Ausscheidung der Harnsäure und ihre Störungen

Wichtigstes Organ der Harnsäureausscheidung ist die Niere. Aufbau, Funktion und die verschiedenen Ausscheidungsprozesse haben Sie ja bereits kennen gelernt; die Besonderheiten der **Harnsäureausscheidung** sollen nun etwas ausführlicher vorgestellt werden.

Aus dem Primärfiltrat der Nierenkörperchen, d. h. aus dem Primärharn, wird in den Nierenkanälchen (vgl. dazu Seite 45 und 46) der **größte Teil der Harnsäure** wieder in den Körper zurückgeholt *(rückresorbiert)* – d. h. ans Blut wieder zurückgegeben. Gleichzeitig scheiden diese Röhrchen aber auch Harnsäure in ihr Inneres, also in ihre Lichtung (in Richtung Sammelröhrchen) aus, sodass diese Harnsäure dann endgültig mit dem Harn abgeht (Abb. 17 a).

Von der großen Menge der erstfiltrierten Harnsäure gelangt letztlich nur sehr wenig in den eigentlichen Urin.

Bei der Gicht liegt nun eine Störung dieser Ausscheidungsvorgänge in den Nierenröhrchen bzw. -kanälchen vor, die dazu führt, dass Gichtkranke für die Ausscheidung gleicher Harnsäuremengen höhere Harnsäurespiegel im Blut, genauer gesagt im Plasma, benötigen als Gesunde. Umgekehrt formuliert heißt das: Gichtkranke unterscheiden sich von Gesunden darin, dass sie **bei gleichem Harnsäureaufkommen deutlich weniger Harnsäure ausscheiden** und dadurch ihr Harnsäurespiegel im Blut erhöht wird (s. Abb. 18 b). Als Folge muss die Harnsäureausscheidung zunehmen, bis sie der Harnsäurebildung entspricht. Die Niere des Gichtkranken kann die Harnsäure wie die eines Gesunden ausscheiden, aber sie braucht dazu höhere Konzentrationen im Plasma (s. Abb. 17 b).

Neben der Ausscheidung über die Nieren erfolgt eine zusätzliche Ausscheidung über die Verdauungsorgane, den *Gastrointestinaltrakt*. Der Großteil der Harnsäuremenge, die gastrointestinal ausgeschieden wird, findet sich in Speichel, Magensaft und Galle. Harnsäure wird im Darminneren bakteriell rasch abgebaut und kommt deshalb im Stuhl nicht vor. Die Menge der mit den Verdauungssäften ausgeschiedenen Harnsäure steigt mit der Harnsäurekonzentration im Blut: Wenn also die Niere ihre Aufgabe der Harnsäureausscheidung nicht bewältigt, springt der Darm als »Ersatzentsorger« ein – wenn auch nur ungenügend, sodass die Harnsäurewerte im Blut trotzdem erhöht bleiben.

Abb. 17a
Die Harnsäureausscheidung im Nephron:

Im Glomerulum, dem **Nierenkörperchen**, wird die Harnsäure zunächst filtriert. Zwischen Blutgefäß **(rot)** und Nierenkanälchen **(blau)** findet anschließend ein reger Stoffaustausch statt (grün-gelbe Pfeile), an dem die Harnsäure teilhat. (Die Breite der Pfeile gibt die Menge der transportierten Harnsäure wieder.):

Der Großteil der zunächst filtrierten Harnsäure (gelbe Pfeile) **wird nach und nach wieder ins Blut zurückgeholt, gleichzeitig wandert Harnsäure aus dem Blut ins Nierenkanälchen, also in den Harn, zurück;**

nur ein **kleiner Teil der Harnsäure** wird schließlich mit dem **Harn ausgeschieden**.

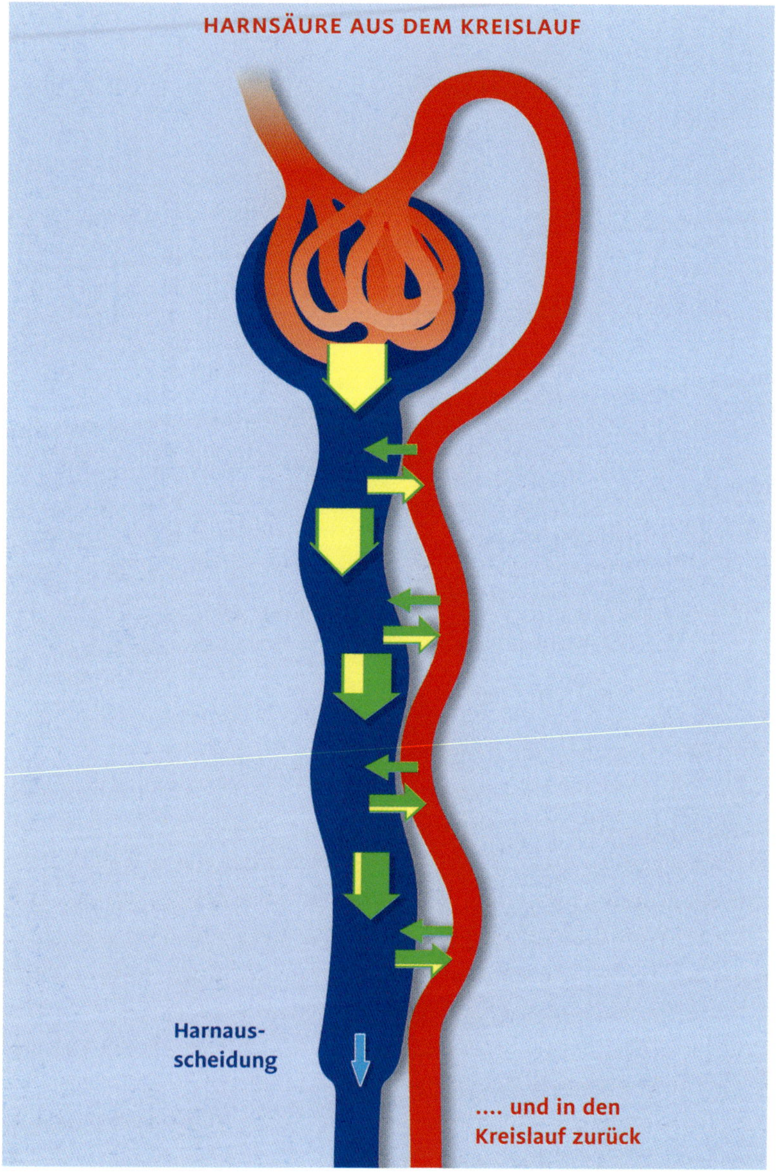

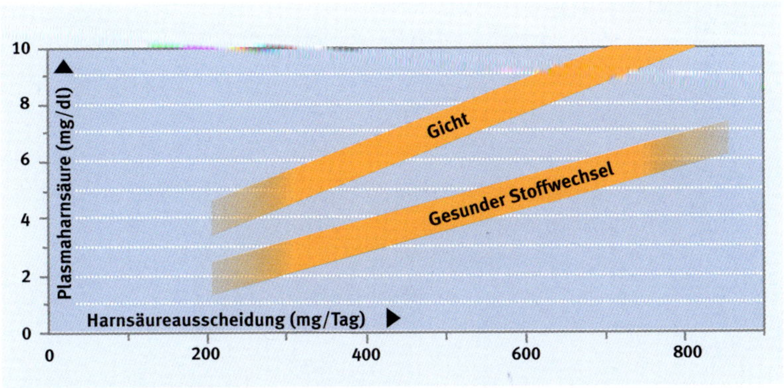

Abb. 17 b Ausscheidung im Vergleich. Ein Gichtkranker scheidet bei der gleichen Harnsäurekonzentration im Blut weniger Harnsäure aus als Gesunde, z. B. bei 5 mg/dl 350 statt 600 mg/Tag. Anders ausgedrückt: Der Gesunde scheidet 500 mg/Tag bei einem Harnsäurespiegel von 4 mg/dl aus, während der Gichtkranke dies nur bei einem (erhöhten) Spiegel von 7 mg/dl kann.

Wenn die Harnsäure aus dem Fließgleichgewicht gerät

Wie in einem Brunnen der Wasserspiegel von Zufluss und Abfluss abhängt, beruht auch die Harnsäurekonzentration in den Körperflüssigkeiten auf einem Gleichgewicht, dem so genannten Fließgleichgewicht von Harnsäurebildung und -ausscheidung. Zuflüsse sorgen für die Füllung, Abflüsse für die Leerung. Bei Zunahme des Zuflusses steigt der Wasserspiegel im Brunnen an, bis sich Zu- und Abfluss wieder die Waage halten. Für die Harnsäure gilt dasselbe Prinzip. Eine erhöhte Harnsäurebildung, aus welchen Gründen auch immer diese entsteht, führt zunächst zu einer Erhöhung des Harnsäurespiegels im Blut und in den Körperflüssigkeiten. Die Folge ist eine verstärkte Harnsäureausscheidung, bis das Gleichgewicht wiederhergestellt ist. Das funktioniert normalerweise bei Stoffwechselgesunden völlig unproblematisch durch

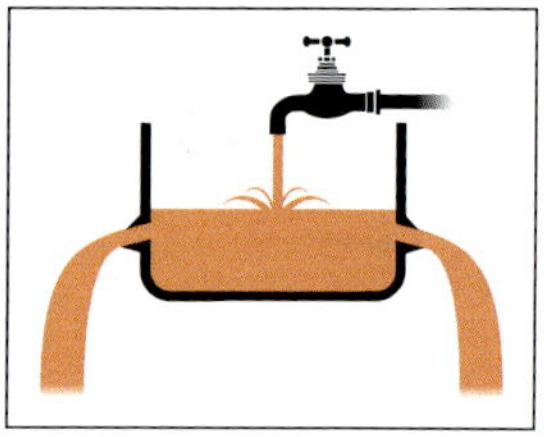

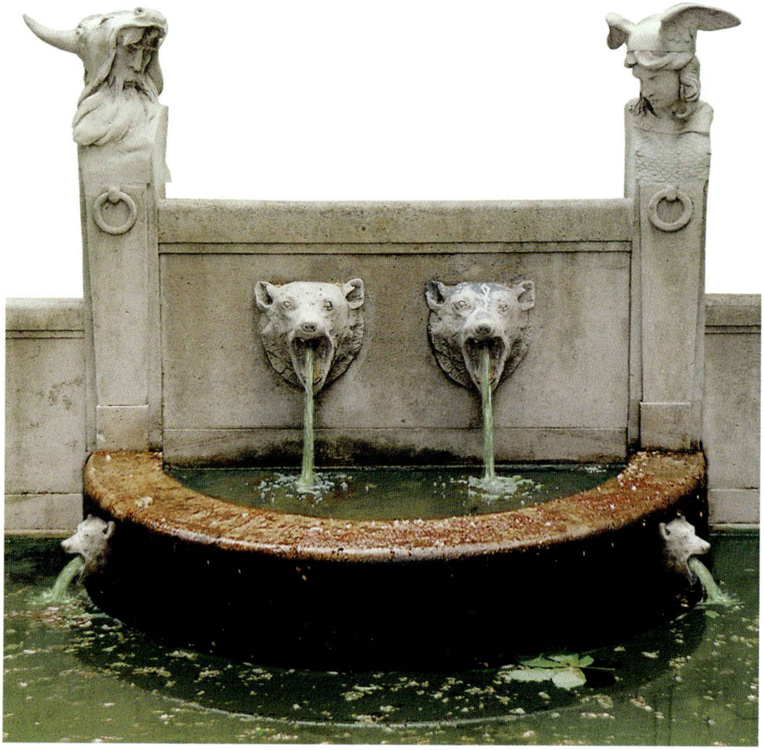

Abb. 18 a Normales Fließgleichgewicht beim Gesunden: Nimmt der Zufluss an Harnsäure zu – beispielsweise durch ein besonders purinreiches Essen –, so steigt der Wasserspiegel (d.h. also der Harnsäurespiegel im Blut) nur so lange an, bis der Abfluss sich verstärkt und das Fließgleichgewicht wiederhergestellt ist.

eine geringere Erhöhung des Harnsäurespiegels. Eine Beeinträchtigung der Ausscheidungsmechanismen in der Niere – wie das bei der Gicht nun der Fall ist – wirkt dagegen wie eine Abflussverengung: Wenn der Abfluss »etwas verstopft« ist, steigt der Wasserspiegel. Das Fließgleichgewicht ist gestört – die Harnsäure kann über die Nieren nicht ausreichend ausgeschieden werden – der Harnsäurespiegel steigt deutlich.

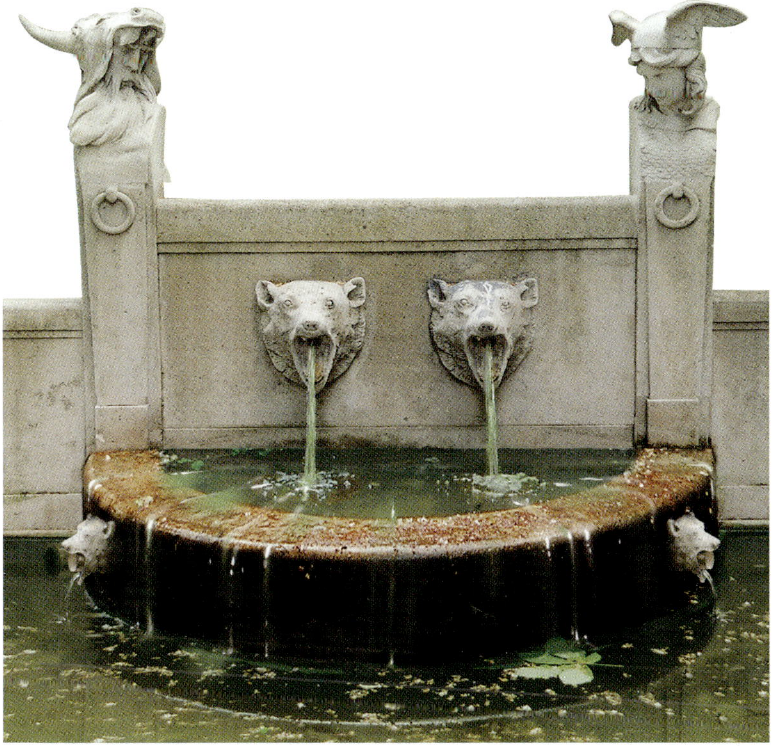

Abb. 18 b Gestörtes Fließgleichgewicht bei der Gicht: Nimmt bei der Gicht der Harnsäurezufluss zu (z.B. aus denselben Gründen wie in Abb. 18 a), dann verstärkt sich der Abfluss nicht in gleichem Maße aufgrund der gestörten Abflussverhältnisse. Der Wasserspiegel steigt und steigt, das Becken läuft über; das Risiko eines Gichtanfalls erhöht sich deutlich.

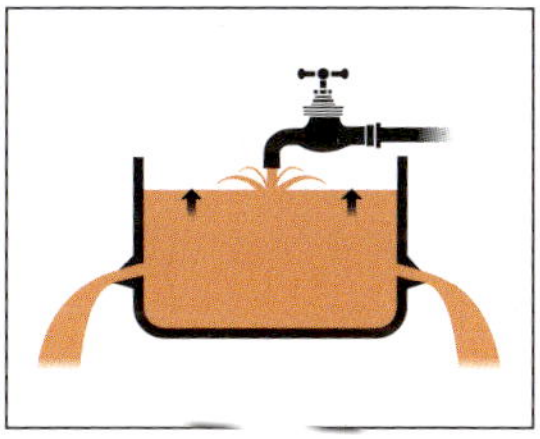

Die Ursachen für eine Zunahme der Harnsäurekonzentration im Blut und damit im Körper können sowohl in der vermehrten Bildung als auch in der soeben geschilderten verminderten Ausscheidung der Harnsäure liegen. Bei der **primären Gicht** liegt in der Mehrzahl der Fälle die letztgenannte, die »**isolierte Ausscheidungsschwäche**« für Harnsäure vor, ohne dass die anderen Funktionen der Nieren (zunächst) verändert sind.

Die vermehrte Harnsäurebildung, die ebenfalls der primären Gicht zuzurechnen ist, ist äußerst selten.

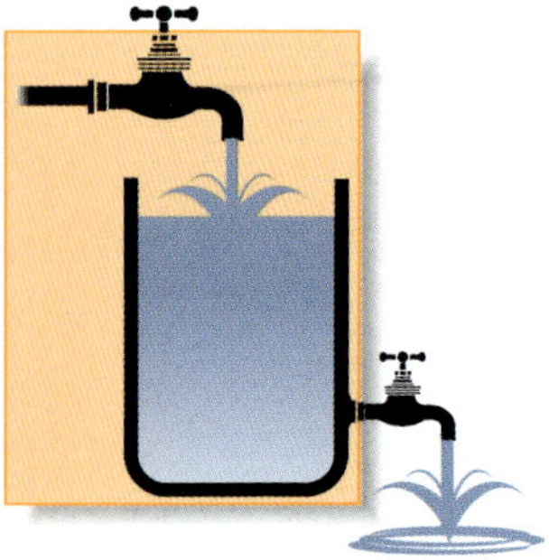

Wie die Höhe eines Wasserspiegels von außen reguliert werden kann, so ist auch der Harnsäurespiegel beeinflussbar.

Die Harnsäurekonzentration im Blut hängt ab von der Harnsäurebildung und ihrer Ausscheidung; es besteht ein Fließgleichgewicht. Bei der Gicht ist dieses Fließgleichgewicht gestört: Zunehmende Harnsäurebildung führt wegen der erwähnten Defekte der Ausscheidung in der Niere zu einer starken Erhöhung des Harnsäurespiegels.

Damit sich aber die **Gicht als Krankheit** manifestiert, damit eine *Hyperurikämie* (s. unten), Gichtanfälle, Harnsäuresteine, Tophi und andere Begleiterscheinungen auftreten, bedarf es einer **kontinuierlichen reichlichen Purinzufuhr** über die Nahrung.

Auch andere Faktoren, allen voran der Konsum alkoholischer Getränke, beeinflussen das Fließgleichgewicht – Abbauprodukte des Alkohols hemmen die Ausscheidung der Harnsäure.

Die Harnsäureausscheidung kann ebenfalls durch Stoffwechselkrankheiten (wie Diabetes mellitus) gestört sein, ebenso durch bestimmte Arzneimittel. Lesen Sie dazu mehr in den entsprechenden Kapiteln. Ein anderer Fall ist die **sekundäre Gicht**; auch bei ihr handelt es sich entweder um eine vermehrte Harnsäurebildung – quasi um einen vermehrten Zufluss zum Pool – oder um eine Ausscheidungsschwäche, jedoch im Gefolge anderer Krankheiten.

Im Anschluss soll die Frage beantwortet werden, welche Ursachen einer erhöhten Harnsäurekonzentration zugrunde liegen.

Die Entstehung einer Hyperurikämie

Schon öfter tauchte in diesem Buch der Begriff *Hyperurikämie* auf, der Fachausdruck für eine erhöhte Harnsäurekonzentration im

Blut. Die Hyperurikämie ist eine der Voraussetzungen für die Entstehung von Gicht. Sie kommt auch ohne Gicht vor. Bis sie zur Gicht führt, kann es lange dauern – das hängt von der Ausprägung der Hyperurikämie ab.

Je mehr der Harnsäurespiegel im Blut die zulässige **Obergrenze des Normalbereichs von 6,5 mg/100 ml** übersteigt, desto größer ist das Risiko, Gichtanfälle zu erleben. Bei sehr hohen Werten um 10 mg/100 ml wird das Auftreten von Gichtanfällen sogar sehr wahrscheinlich.

Primäre Hyperurikämie

Die primäre Hyperurikämie entsteht durch angeborene Störungen im Purinstoffwechsel, und zwar entweder durch eine verminderte Harnsäureausscheidung oder durch eine vermehrte Harnsäurebildung. Die häufigste Ursache einer primären Hyperurikämie ist der **angeborene Ausscheidungsdefekt in der Niere** (bei mehr als 98 Prozent). Hierbei erhöht reichliche Purinzufuhr die Harnsäurekonzentration im Blut stark, und das Gicht-Risiko steigt.

Der Gicht liegt immer eine Hyperurikämie zugrunde – sie ist die biochemische Ursache und der Vorläufer der Gicht. In Zeiten der echten Not jedoch kommt die Gicht, wie bereits in der Einleitung geschildert, so gut wie nicht vor.

Sekundäre Hyperurikämie

Die sekundäre Hyperurikämie tritt bei normaler Ausscheidungsfähigkeit der Niere auf, wenn:

1. die endogene Harnsäurebildung im Rahmen von Tumoren, Leukämien oder Tumortherapien (vermehrter Zellzerfall!) erhöht ist (s. a. »sekundäre Gicht«, Seite 23 und 66),
2. oder – sehr selten – die exogene Harnsäurebildung (s. Seite 59) durch extrem purinreiche Nahrungsmittelzufuhr gesteigert wird.

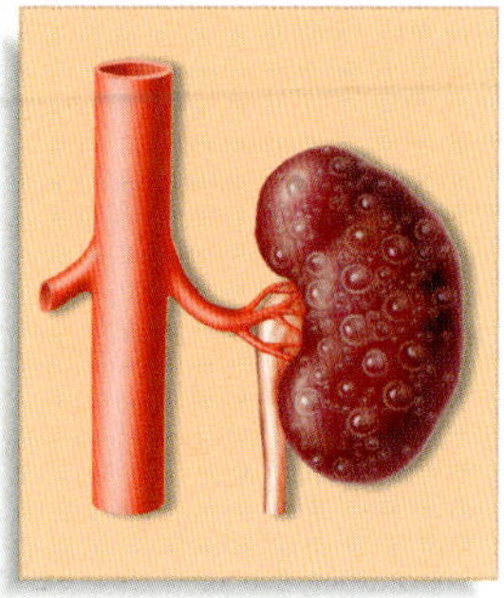

Eine Zystenniere beispielsweise kann Ursache eines erhöhten Harnsäurespiegels im Blut sein.

Ist die Harnsäureausscheidung durch andere Einflüsse gestört, sei es nach Alkoholkonsum, nach Arzneimittelgebrauch oder aber durch krankhafte (gichtunabhängige) Nierenschäden, wie beispielsweise »Zystennieren«, kann es ebenfalls zur sekundären Gicht kommen. Unter den Arzneimitteln, die die Harnsäureausscheidung in der Niere vermindern, sind in erster Linie auch solche zu nennen, die bei der Behandlung eines erhöhten Blutdrucks, einer Herzschwäche oder einer Niereninsuffizienz eingesetzt werden (so genannte Diuretika, siehe auch S. 77).

Welche Faktoren begünstigen die Entstehung von Gicht?

Die **primäre Gicht** (sie betrifft weit mehr als 90 Prozent der Gicht-Fälle) ist in erster Linie ein erbliches Stoffwechselleiden, doch entscheiden vor allem auch Ernährungsweise und andere Faktoren über den Ausbruch bzw. das Zustandekommen der Krankheit. Zunächst soll der Faktor »Erblichkeit« etwas näher beleuchtet werden.

Erblichkeit

Ab dem Zeitpunkt der Zeugung eines Menschen entscheidet seine genetische Ausstattung über seine zukünftige Gesundheit. Die Gene prägen den Bauplan des Körpers, aber auch seine Anfälligkeit gegenüber Krankheiten und seine Reaktionsbereitschaft auf ungünstige Umweltfaktoren. Diese Faktoren können bestimmen, ob eine ererbte Krankheit zum Ausbruch kommt oder nicht, ob sie also lediglich als Anlage besteht.

Die primäre Gicht ist Folge einer genetisch festgelegten Stoffwechselstörung; bereits im Altertum trat das Leiden familiär auf – bevorzugt bei **männlichen Familienmitgliedern**. Wie der Erbdefekt genau aussieht, haben Wissenschaftler allerdings noch nicht herausgefunden. Warum jedoch in erster Linie nur Männer betroffen sind, ist leicht erklärbar. Frauen sind durch ihre Geschlechtshormone bis zu den Wechseljahren vor der Gicht geschützt. Nach der Menopause kann sie deshalb bei entsprechender Veranlagung auch bei Frauen auftreten. Gleichzeitig ist die Gicht aber auch ein hervorragendes Beispiel für den Einfluss von Umweltfaktoren auf den jeweiligen Ausprägungsgrad einer anlagebedingten Krankheit: Während die Erkrankung, selbst bei genetischer Vorbelastung, in Zeiten wirtschaftlicher Not schlummert, lässt der Wohlstand Gichtanfälle auftreten. Der Grund hierfür ist vor allem im Wandel der Ernährungsgewohnheiten zu suchen. Zu reichliches und zu purinhaltiges Essen, aber auch ein hoher Alkoholkonsum setzen dem Purinstoffwechsel zu und erhöhen den Harnsäurespiegel.

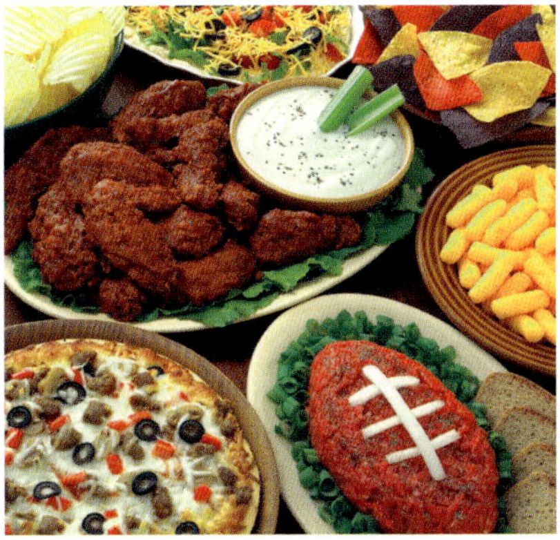

Üppige Ernährungsweise bringt die bereits vorhandene Veranlagung zutage.

Der entscheidende »Umweltfaktor« bei der Gicht ist die Ernährung.

Dass die Gicht als Erbkrankheit oft schwer festzustellen ist, liegt auch daran, dass sich die Familienanamnese, also die Frage nach der familiären Vorgeschichte einer Krankheit, schwierig gestalten kann. Die Mangelernährung während der Kriegsjahre bzw. der unmittelbaren Nachkriegszeit verhinderte den Ausbruch. Damals erlebten zwar die in Frage kommenden Menschen die für die Gicht entscheidenden Lebensjahre, doch brach die Krankheit in dieser Notzeit kaum aus.

Auch der heutige Trend zu kleinen Familien lässt die genetikorientierte Gichtforschung zu einem komplizierten und aufwändigen Unterfangen werden:

Theoretisch müsste ein Gichtkranker, um relevante Aussagen über seine Krankengeschichte machen zu können, mindestens über vier Onkel bzw. Vettern verfügen, die älter als 40 Jahre sind – wobei die mütterliche und väterliche Seite der Onkel getrennt zu zählen sind. Früher war das noch relativ einfach – heute ist es schwieriger geworden.

Bei der Familienanamnese zu bedenken

→ Das Gicht-Erbgut eines Menschen stammt entweder vom väterlichen oder aber vom mütterlichen Elternteil; selten jedoch von beiden gleichzeitig.

→ Die Männer der betroffenen Familienseite müssen in Zeiten des Wohlstands gelebt haben, denn nur dann war das Auftreten der Krankheit wahrscheinlich!

→ Der Gichtpatient muss gut Bescheid wissen über seinen Familienstammbaum.

→ Die »verantwortliche« Familienlinie – väterlicher- oder mütterlicherseits – muss groß genug sein für eine Beurteilung.

Da Gicht an männliche Nachkommen vererbt werden kann (sie kann auch an weibliche Nachkommen vererbt werden, tritt bei Frauen aber – wenn überhaupt – erst im Alter auf), sollten Männer sich schon rechtzeitig ihres Risikos bewusst sein. Leidet beispielsweise der Vater unter Gicht, so sollten die erwachsenen Söhne ihre Harnsäurewerte kontrollieren lassen.

Alter und Geschlecht

Die Statistik belegt den rasanten Anstieg der Gichterkrankungen nach dem Zweiten Weltkrieg. Die Gicht nimmt heute bei den stoffwechselbedingten Krankheiten den dritten Rang ein, nach Fettstoffwechselstörungen und Diabetes mellitus. Ab Mitte der 70er-Jahre im letzten Jahrhundert verbesserte sich bei Ärzten, aber auch in der Bevölkerung das Wissen über Vorbeugung und Behandlung der Gicht. Als Folge davon traten akute Anfälle nicht mehr so häufig auf.

Zwischen 1948 und 1970 hat sich die Zahl der gichtkranken Männer verzwanzigfacht. Heute weisen mehr als 5 Prozent aller Männer erhöhte Harnsäurewerte auf.

Hauptleidtragende waren zwar immer schon Männer, jedoch hat sich bei ihnen im Laufe der Zeit der Altersgipfel, in dem die Krankheit am häufigsten ausbricht, um rund 20 Jahre auf das dritte Lebensjahrzehnt vorverlegt. Dies heißt, dass heutzutage oftmals schon 30-jährige Männer den ersten Gichtanfall erleben. Essgewohnheiten und der Genuss alkoholischer Getränke dürften die Ursache sein.

Wie bereits erwähnt, sind Männer einem größeren Gichtrisiko ausgesetzt als Frauen. Wissenschaftler sind sich darin einig, dass Männer sehr viel häufiger erkranken als Frauen, die durch ihre Geschlechtshormone bis zur Menopause (also dem Beginn der Wechseljahre) über einen guten Schutz vor einer Hyperurikämie verfügen. Auch die Hormonersatzbehandlung in den Wechseljahren kann im Übrigen einen Gichtschutz bieten. (Interessant ist in diesem Zusammenhang die Beobachtung, dass Transsexuelle, die sich mit weiblichen Geschlechtshormonen behandeln, ebenfalls selten eine Hyperurikämie aufweisen.)

Männer in der Überzahl: Beim Gichtrisiko kommen mindestens sieben Männer auf eine Frau.

Dies gilt jedoch nicht für Frauen, die wegen einer anderen Stoffwechselstörung beispielsweise infolge eines Nierenschadens, unter einem erhöhten Harnsäurespiegel, leiden (das kann z. B. bei Diabetes der Fall sein). Dementsprechend schützen Hormone auch nicht vor den Folgen einer gichtunabhängigen, d.h. sekundären Hyperurikämie.

Übergewicht und Fasten

Übermäßige Energiezufuhr führt nicht nur zu Übergewicht, sondern auch zu einer Hyperurikämie.

Ein weiterer Faktor, der die Entstehung der Gicht begünstigt, ist Übergewicht. Und das entsteht, wenn der Mensch mehr isst, als er (ver)braucht. Wenn er mehr isst, führt er sich aber in der Regel auch vermehrt Purine zu, und so schließt sich der Kreis.

Ob Sie zu viele Pfunde auf die Waage bringen, können Sie leicht selbst überprüfen:

1. Über die einfache *Broca-Formel* erhalten Sie das so genannte Sollgewicht (Formel s. nächste Seite). Es dient heutzutage lediglich als Bezugszahl für einen **akzeptablen Gewichtsbereich**, der bei Frauen zwischen minus 15 und plus 10 Prozent, bei Männern zwischen minus 10 und plus 10 Prozent vom ermittelten Sollgewicht liegt. Vom Begriff des Idealgewichts ist man mittlerweile abgerückt zugunsten eines breiter angelegten »**akzeptablen Gewichtsbereichs**« bzw. des **Normalgewichts**.
2. Etwas mehr Rechenaufwand erfordert der so genannte *Body-Mass-Index* **(BMI)**. Er gibt das Verhältnis zwischen Gewicht und Körperoberfläche an. Teilen Sie Ihr Körpergewicht (in kg) durch das Quadrat Ihrer Körpergröße (in m). Auch beim Body-Mass-Index gibt es einen Soll- oder Normgewichtsbereich, der **bei 18,5 bis 24,9** liegt. Ab 25 bis 29,9 besteht Übergewicht. Bei einem BMI über 30 liegt eine behandlungsbedürftige *Adipositas* (Fettsucht) vor – das Gewicht muss unbedingt verringert werden.

TIPP

Wenn Sie die Berechnung des BMI scheuen, können Sie auch durch einen einfachen Test feststellen, ob Sie zu viel Körperfett mit sich tragen: Umfassen Sie im Stehen mit Daumen und Zeigefinger eine Hautfalte zwischen Rippen und Beckenknochen. Ist diese Hautfalte dicker als 2 cm, können Sie davon ausgehen, dass Ihre Fettdepots unnötig groß sind!

So errechnen Sie Ihr Sollgewicht über die Broca-Formel:	So errechnen Sie Ihren BMI-Wert:
Körpergröße (in cm) minus 100	$\frac{\text{Gewicht (in kg)}}{\text{Körpergröße (in m) x Körpergröße (in m)}}$
Akzeptabler Gewichtsbereich: Frauen: Sollgewicht −15 %/+10 % Männer: Sollgewicht −10 %/+10 %	Vergleichen Sie nun Ihren errechneten Wert mit dem **Normalgewichtsbereich: BMI 18,5–24,9**

TIPP

Aus einem normalen BMI-Wert (z. B. 20) und Ihrer Körpergröße können Sie auch Ihr Sollgewicht berechnen!

Wenn der Energiegehalt Ihrer täglich zugeführten Nahrungsmittel (angegeben in **Kilojoule** oder **Kilokalorien**) höher ist als Ihr Energieverbrauch, speichert Ihr Körper die überschüssige Energie als Fett; aus den in den Lebensmitteln enthaltenen Purinen macht er Harnsäure, so dass im Rahmen der Gewichtszunahme eine Gicht entstehen kann. Sie können jedoch eine Menge tun, um ihr vorzubeugen und das Gewicht zu reduzieren.

Um Übergewicht zu verhindern oder wieder loszuwerden, sollten Sie folgende Regeln beachten:

1. Kontrollieren Sie Ihr Gewicht regelmäßig, aber berücksichtigen Sie nicht die oft erheblichen Tagesschwankungen, sondern den Mittelwert einer Woche.
2. Schon bei einer geringen Gewichtszunahme sollten Sie sofort etwas unternehmen. Dies fällt zu diesem Zeitpunkt noch leichter als zu einem späteren, wenn sich bereits viele überschüssige Pfunde angesammelt haben. Ein vernünftiges Ziel ist, pro Woche 1 Pfund Fettverlust einzuplanen. Essen Sie weniger, bis Ihr Gewicht abnimmt. Versuchen Sie es immer wieder.

3. Seien Sie körperlich aktiv! Bewegen Sie sich täglich, je nach Bewegungsart, 30 bis 60 Minuten lang. Günstig sind hierbei Schwimmen, Radfahren, zügiges Gehen, Gymnastik oder einfach nur Spazierengehen.

Während es mit Hilfe von Medikamenten relativ einfach ist, die Hyperurikämie zu kontrollieren (s. Seite 108), ist die Reduzierung des Übergewichts weitaus schwieriger. Sie sollten deshalb Ihre Ernährungsgewohnheiten etwas genauer betrachten und bei Bedarf auch ändern. Manchmal hilft da schon der Austausch von Lebensmitteln auf Ihrem Speisezettel. Was bei einer gichtgerechten Diät ferner zu beachten ist, erfahren Sie im Kapitel »Diät bei Gicht – ein Erfolgsrezept« ab Seite 119.

ACHTUNG

Gehen Sie die Gewichtsabnahme langsam an. Dies hat auf Dauer ohnehin größere Aussichten auf Erfolg. Radikaldiäten sind wenig sinnvoll, gelegentlich sogar riskant und deshalb abzulehnen.

Fastenkuren bzw. **Radikaldiäten** sind hinsichtlich des Gichtrisikos äußerst problematisch. Fastenkuren sollten Sie bei Ihren Maßnahmen zur Gewichtsreduktion **unbedingt meiden**. Denn bei diesen strengen Radikaldiäten kommt es im Körper zu einer *Ketoazidose*, einer ungünstigen biochemischen Situation, bei der der Säure-Basen-Haushalt aus dem Gleichgewicht gerät (mehr zur Ketoazidose lesen Sie auf Seite 130). Die Ketoazidose hemmt die Harnsäureausscheidung in der Niere – der Harnsäurespiegel im Blut steigt an. So kann bei einer **Nulldiät** ohne weiteres ein **Harnsäurespiegel-Wert von 10 bis 12 mg/dl** auftreten, also weitaus höher als der **obere Richtwert von 6,5 mg/dl**. Bei Menschen, die bis dahin immer normale Harnsäurewerte hatten, ist dies zwar unbedenklich, da Gicht sich ja nicht innerhalb weniger Wochen entwickelt. Langfristig kann strenges oder wiederholtes Fasten bei Gichtkranken bzw. jenen, die entsprechend veranlagt sind (d. h. erhöhte Harnsäurespiegel haben), aber Anfälle auslösen.

Tipps für eine gesunde Ernährung

- Seien Sie sparsam mit fettreichen Nahrungsmitteln (vor allem tierischem Fett) und mit zuckerhaltigen.
- Eine Ausnahme unter den fettreichen Lebensmitteln, die Sie getrost ab und zu genießen sollten, stellen Seefische dar. Sie enthalten die gefäßschützenden Omega-3-Fettsäuren und sind deshalb besonders empfehlenswert. Berücksichtigen Sie dabei jedoch ihren teilweise hohen Puringehalt, indem Sie Purine an anderer Stelle wieder einsparen.
- Essen Sie regelmäßig Obst und Gemüse (meiden Sie jedoch purinreiche Gemüsesorten). Diese Nahrungsmittel enthalten wertvolle Vitamine und Ballaststoffe, die die Darmtätigkeit anregen.
- Nehmen Sie so wenig Alkohol wie möglich zu sich (er liefert zudem viel Energie, nämlich 7 kcal pro Gramm).
- Reduzieren Sie die Kalorienaufnahme, bis Sie Ihr Normalgewicht (s. Seite 72) oder zumindest einen akzeptablen Gewichtsbereich erreicht haben.

Alkohol und zu geringe Wasserzufuhr

Um die Nieren in ihrer Arbeit zu unterstützen, sollten Sie viel trinken – nämlich **täglich mindestens zwei Liter nicht-alkoholische Getränke:** Eine zu geringe Flüssigkeitszufuhr behindert die Nieren in ihrer Funktion und lässt damit den Harnsäurespiegel ansteigen. Wer als Gichtkranker zu wenig trinkt, riskiert die Ablagerung von Harnsäurekristallen und die Entstehung von Nierensteinen.

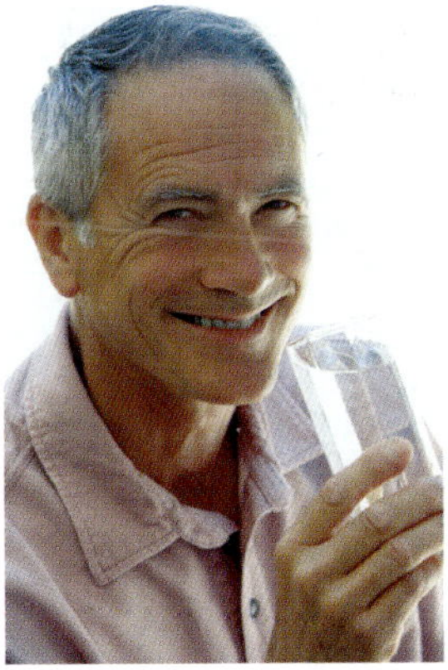

Was dürfen Sie als Gichtkranker trinken? Am besten eignen sich neben Leitungswasser Mineralwässer, Fruchtsaftschorle und alle Arten von Tees. Auch viele Obstsorten bestehen zu 90 Prozent aus Wasser. Kaffee und Schwarztee sind grundsätzlich bei Gicht erlaubt; für eine ausreichende Flüssigkeitszufuhr eignen sie sich jedoch nicht so sehr.

Ganz anders sieht es dagegen bei alkoholischen Getränken aus. Gichtkranke sollten sie am besten völlig meiden. Alkohol führt mit einer Verzögerung von wenigen Stunden im Organismus zur Ketoazidose (s. Seite 131). Dieser Zustand hält etwas länger an als der erhöhte Alkoholspiegel im Blut. Die Ketoazidose schränkt die Harnsäureausscheidung ein und führt zu einem Anstieg der Harnsäurekonzentration im Blut. Der Zusammenhang zwischen Alkohol und erhöhten Harnsäurewerten wird durch die Tatsache belegt, dass Harnsäurespiegel mit einem Wert von 10 mg/dl bei völliger Alkoholabstinenz schon innerhalb weniger Tage um 3 mg/dl oder mehr sinken können.

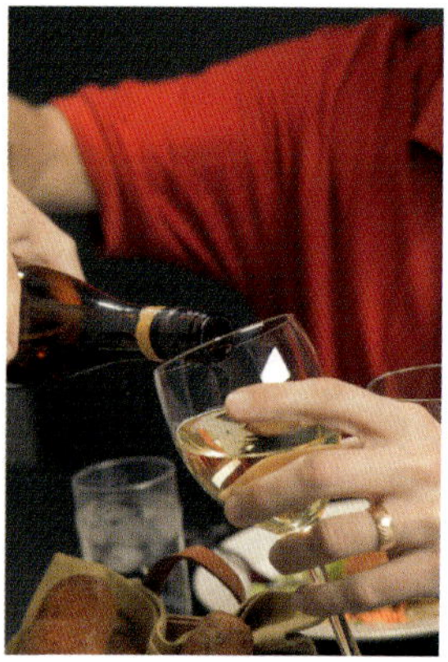

Dies sollten Sie beim Genuss von Alkoholika bedenken

→ Bedenklich ist vor allem regelmäßiges Trinken größerer Mengen.

→ Auch wer nur gelegentlich zu tief ins Glas schaut, riskiert dabei einen akuten Gichtanfall.

Arzneimittel

Gelegentlich spielen auch Medikamente eine Rolle bei der Entstehung von Gicht. Denn auch sie können das Fließgleichgewicht (s. Seite 64) zwischen Harnsäurebildung und -ausscheidung stören, indem sie die Harnsäureausscheidung über die Nieren hemmen bzw. die Harnsäurebildung erhöhen.

Bestimmte Medikamente verursachen eine **sekundäre Hyperurikämie** (s. Seite 67), erhöhen also den Harnsäurespiegel. Dazu gehören beispielsweise wassertreibende Medikamente wie *Diuretika* (und zwar die Gruppe der *Thiazide* und der *Schleifendiuretika*), die zur Behandlung von **Bluthochdruck** und **Herzmuskelschwäche** *(Herzinsuffi-*

zienz) verwendet werden. Sie hemmen die Harnsäureausscheidung. Die so genannten Schleifendiuretika heißen so, weil sie an der »Schleife« der Nierenkanälchen im Nephron (s. Seite 46) wirken. Sollten Sie diese Medikamente im Rahmen einer Hochdruckbehandlung unbedingt einnehmen müssen, muss Ihr Harnsäurespiegel laufend kontrolliert werden. Im Falle einer Erhöhung sind Gegenmaßnahmen, z.B. die Gabe von Allopurinol (vgl. Seite 108) unerlässlich.

Dazu gehören ferner *Zytostatika* – chemische Substanzen, die zur Vernichtung von Krebszellen, gleichzeitig aber zu einer raschen Freisetzung großer Purinmengen aus den zugrunde gehenden Zellen führen. Andere Medikamente wiederum, wie beispielsweise Cumarinabkömmlinge, die die Blutgerinnung beeinflussen, oder Acetylsalicylsäure (Aspirin, ASS) in höherer Dosis (> 3 Gramm) senken die Harnsäurekonzentration im Blut, während z.B. Acetylsalicylsäure in niedriger Dosis (100 mg) die Harnsäure erhöht. Auch Ciclosporin A (Einsatz in der Transplantationsmedizin) und Pyrazinamid, das in der Tuberkulosebehandlung verwendet wird, führen zu einem Anstieg der Harnsäure.

TIPP

Trinken Sie bei einer Zytostatika-Behandlung zur Vorbeugung eines Gichtanfalls viel Wasser und Tee!

Trotzdem: Vor einer Untersuchung der Harnsäurewerte sollten Sie alle dauerhaft einzunehmenden Arzneimittel **nicht absetzen**, wohl aber Ihren Arzt informieren. Nur wenn es darum geht, den Einfluss eines Arzneimittels auf den Harnsäurespiegel zu prüfen, darf eine Medikamentenpause eingelegt werden; das ist aber in den seltensten Fällen nötig.

Gicht und andere Stoffwechselkrankheiten

Gelegentlich tritt die Wohlstandskrankheit Gicht nicht alleine auf, sondern wird von anderen Stoffwechselstörungen begleitet, die ebenfalls die Folge falscher Ernährungsgewohnheiten sind. Zu nennen sind hier Zuckerkrankheit und Fettstoffwechselstörungen. Eine Gichtdiät (vgl. unser Kapitel: »Diät bei Gicht – ein Erfolgsrezept«) berücksichtigt deshalb auch Ernährungsempfehlungen für diese Begleiterkrankungen so weit wie möglich.

Diabetes mellitus

Die Zuckerkrankheit, der Diabetes mellitus, ist ebenso wie die Gicht eine Stoffwechselstörung. Ihre Ursache liegt vor allem in einer Fehlverwertung von Zucker. Die Hauptrolle im Zuckerstoffwechsel spielt das in der Bauchspeicheldrüse produzierte Hormon **Insulin**. Es gelangt direkt ins Blut und ist entscheidend an der Regulierung des Blutzuckers beteiligt. Normalerweise liegt der Wert des Blutzuckerspiegels in nüchternem Zustand zwischen 60 und 80 mg pro Deziliter Blut (z. B. 70 mg/dl).

Insulin ist ein wichtiges Hormon der Bauchspeicheldrüse: Es reguliert den Blutzucker!

Die zwei Typen des Diabetes

- → Beim Typ-2-Diabetes wirkt das körpereigene Insulin nicht mehr, da die entsprechenden Körperzellen unempfindlich geworden sind. Nahezu immer liegt beim Typ-2-Diabetes auch Übergewicht vor. Eine drastische Gewichtsreduktion durch Ernährungsumstellung und Bewegung kann den Zuckerspiegel häufig wieder nahezu auf Normalwerte senken.
- → Beim Typ 1 wird gar kein Insulin mehr in der Bauchspeicheldrüse produziert! Diese Form beginnt jedoch nahzu ausschließlich im Kindes- und Jugendalter.

Da beim Typ-2-Diabetes meist eine Insulin-Unempfindlichkeit besteht – als Ausgleich wird sogar zunächst zu viel Insulin produziert (»es wirkt nicht mehr«), später hingegen keine bedarfsgerechte Insulinausschüttung mehr erfolgt, wirkt sich dies auf Dauer auch auf den Fettstoffwechsel ungünstig aus. Die Störung im Fettstoffwechsel schädigt schließlich die Gefäße, auch die der Nieren. Durch die Gefäßveränderungen wird ihre Funktionstüchtigkeit und damit ihre Ausscheidungsfähigkeit eingeschränkt. Trotzdem gilt: Bei Menschen mit Gicht kommt Diabetes nicht häufiger vor.

Fettstoffwechselstörungen

Die in Zusammenhang mit Gicht am meisten ins Gewicht fallende Fettstoffwechselstörung ist der **erhöhte Cholesterinspiegel** (die *Hypercholesterinämie*). Inzwischen gehören die hitzig geführten Cholesterin-Debatten der Vergangenheit an – so gilt als allgemeine Richtlinie für gefäßgesunde Menschen (d. h. die also keine Risikofaktoren für Herz-Kreislauf-Krankheiten aufweisen), dass der **Gesamtcholesterinspiegel** zwischen **200 und 240 mg/dl** liegen sollte. Entscheidender ist jedoch der **LDL-Cholesterin-Wert**, und der sollte idealerweise **160 mg/dl** nicht überschreiten. Dazu im Anschluss einige Erklärungen:

Diese Cholesterin-Zielwerte sind für Sie nur gültig, wenn bei Ihnen keine *Risikofaktoren* für eine Herz-Kreislauf-Krankheit vorliegen (s. nächste Seite)

Cholesterin ist im Blut nicht gelöst, sondern wird durch so genannte *Lipoproteine* – also Fett-Eiweißträger – transportiert. **HDL und LDL** sind solche Lipoproteine: HDL ist die Abkürzung für *High-Density-Lipoprotein*, also ein Lipoprotein mit hoher Dichte; LDL steht für *Low-Density-Lipoprotein*, ein Lipoprotein mit geringer Dichte.

Seit langem legen Wissenschaftler und Ärzte Wert auf die Unterscheidung zwischen dem »guten« Cholesterin in Form des HDL und dem »schlechten« in Form des LDL. Das LDL kommt in weitaus größeren Mengen vor als HDL.

Der entscheidende Unterschied zwischen beiden liegt in ihrem Einfluss auf die Gefäße. LDL neigt nämlich dazu, in die Gefäßwände

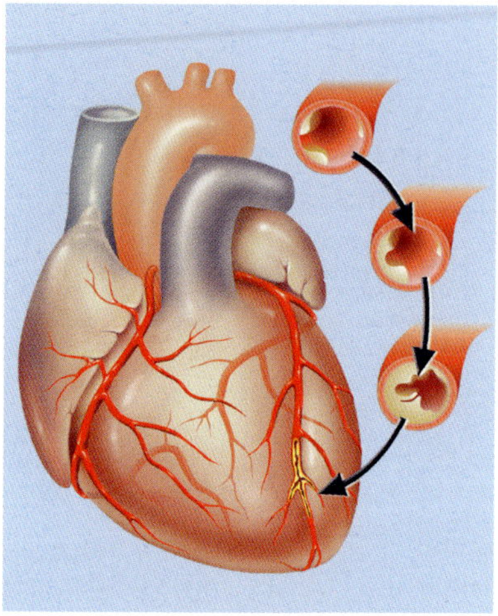

Wenn sich Herzkranzgefäße verengen, steigt die Gefahr für einen Herzinfarkt.

einzudringen. Diesem Prozess wirkt das HDL entgegen, indem es das Cholesterin wieder aus den Gefäßwänden hinaus transportiert. Bei einem zu hohen LDL-Spiegel kann das HDL seine Aufgabe nicht mehr bewältigen, es kommt zu vermehrten Ablagerungen und langfristig zu Gefäßverengungen, also zur so genannten Arteriosklerose. Damit steigt das Herzinfarktrisiko drastisch. Strengere Cholesterin-Zielwerte, genauer gesagt niedrigere LDL-Werte als die zuvor genannten (nämlich <130), sind empfehlenswert, wenn bei Ihnen **zusätzliche Risikofaktoren** für einen Herzinfarkt bzw. für eine Herzkranzgefäßerkrankung bestehen. Zusätzliche Risikofaktoren für Herz-Kreislauf-Krankheiten sind beispielsweise:

1. Erbliche Vorbelastungen (d.h. Herz- und Gefäßkrankheiten bei Verwandten 1. Grades),
2. Bluthochdruck,
3. Diabetes,
4. Zigarettenrauchen,
5. Übergewicht,
6. Bewegungsmangel.

Wenn Sie aber bereits unter einer Herzgefäßerkrankung leiden, sollte Ihr LDL-Wert keinesfalls über 100 mg/dl liegen. Manche Experten empfehlen sogar einen LDL-Wert unter 70 mg/dl.

So beugen Sie Gefäßschäden durch erhöhte Blutcholesterinwerte vor

→ Lassen Sie vom Arzt Ihre **Cholesterinwerte untersuchen**. Dies gilt vor allem, wenn Sie familiär vorbelastet sind, wenn bei Ihnen Übergewicht vorliegt und besonders, wenn Sie bereits an einer Erkrankung des Herz-Kreislauf-Systems leiden (beispielsweise an Bluthochdruck oder einer Herzkranzgefäßerkrankung). Eventuell wird Ihnen Ihr Arzt eine medikamentöse Behandlung mit cholesterinsenkenden Substanzen empfehlen.

→ Achten Sie auf eine **fettarme bzw. fettmodifizierte Ernährung**. Reduzieren Sie den Verzehr von tierischen Fetten, also sparen Sie an Butter, Fleisch- und Wurstwaren, fetten Milchprodukten einschließlich Käse! Denn sie enthalten hauptsächlich gesättigte Fettsäuren (Ausnahme Seefisch, s. Seite 75).

→ Für Ihre Gefäße weitaus günstiger sind die **einfach und mehrfach ungesättigten Fettsäuren** in pflanzlichen Ölen wie z. B. Oliven- und Rapsöl, Maiskeim- und Sonnenblumenöl. Sie alle sind nahezu cholesterinfrei.

→ Durch mehr körperliche Bewegung lässt sich das Herz-Kreislauf-Risiko positiv beeinflussen. Studien haben ergeben, dass ein zusätzlicher Kalorienverbrauch durch Sport oder körperliche Bewegung von mindestens 2 100 kcal pro Woche das Risiko von Herz-Kreislauf-Krankheiten vermindert.
Werden Sie also 1-mal täglich für 30 bis 45 Minuten körperlich aktiv (oder 3-mal je eine Viertelstunde). Nutzen Sie jede Bewegungsmöglichkeit.

Wie stellt der Arzt die Diagnose?

Wie bei allen Erkrankungen gilt auch bei Gicht: Je früher der Arzt aufgesucht wird, desto schneller kann er helfen. Im folgenden Kapitel erfahren Sie, welche Rolle die Lebens- und Krankengeschichte für die Diagnosestellung spielt und welche Untersuchungen in Frage kommen.

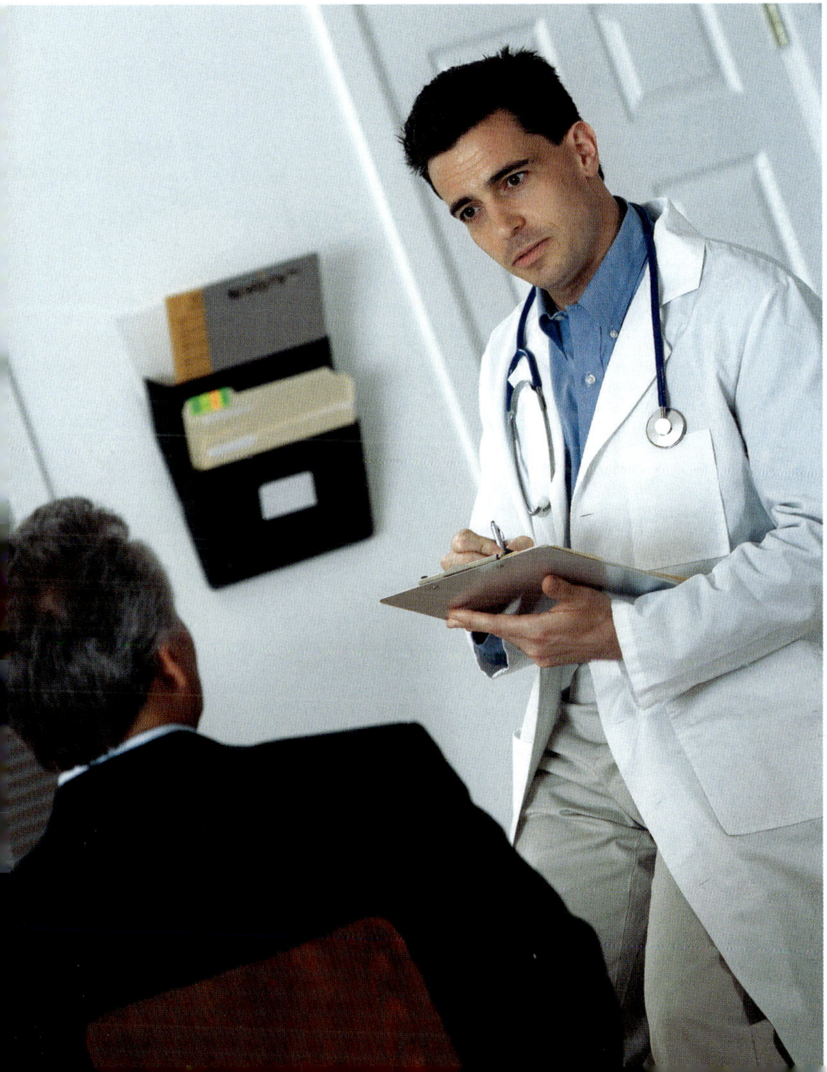

Was sind Symptome – was Befunde?

Bevor der Arzt Untersuchungen einleitet, eine Diagnose stellt und eine bestimmte Behandlung empfiehlt, spielen Symptome und Befunde die wichtigste Rolle auf dem Weg zur richtigen Diagnose.

Symptome, die man nur spürt und die von außen nicht wahrgenommen werden können, heißen Beschwerden.

Unter *Symptomen* versteht die Medizin **alle sichtbaren und unsichtbaren**, d.h. also auch vom Patienten nur **fühlbare Krankheitszeichen**. Im Falle eines Gichtanfalls sind dies zum Beispiel:

Die Symptome des Gichtanfalls

→ Starke Schmerzen in einem Gelenk

→ Schwellungen und Rötungen dieses Gelenks weit über den Gelenkbereich hinaus

→ Enorme Berührungsempfindlichkeit

→ Bewegungseinschränkung

Alle Symptome zusammen bilden die Grundlage für bestimmte Untersuchungen durch den Arzt. Das Ergebnis einer solchen Untersuchung ist der Befund. Sie kennen dies vielleicht im Zusammenhang mit Laboranalysen oder Röntgenaufnahmen. Aufgrund der Symptome und Befunde stellt der Arzt schließlich die Diagnose.

Schildern Sie dem Arzt Ihre Krankengeschichte

Bei der Planung von Diagnostik und Behandlung ist der Arzt auf Ihre Mitwirkung angewiesen. Von einer »Anamnese« spricht der Arzt, wenn er die Vorgeschichte Ihrer Erkrankung wissen will. Beim ersten Gespräch sollten Sie möglichst genau Ihre aktuellen Beschwerden schildern. Danach berichten Sie, ob Sie ähnliche Beschwerden bzw. Symptome schon einmal hatten, wie sie verlaufen sind, welche Behandlung geholfen und welche nicht gewirkt hat.

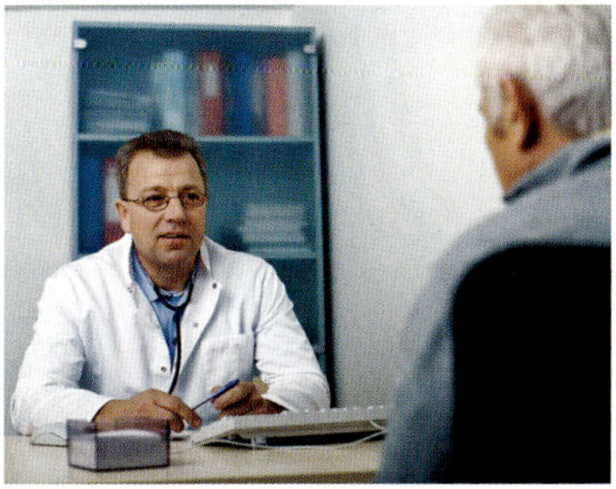

Anschließend wird der Arzt, wenn nötig, nach anderen Krankheiten und nach dem Gichtvorkommen in Ihrer Familie fragen. Äußerst wichtig ist für ihn die gezielte Beschreibung Ihrer derzeitigen Beschwerden und eventueller früherer Attacken (s. dazu auch Seite 86).

Schildern Sie dem Arzt die Vorgeschichte Ihrer Erkrankung so genau wie möglich.

Sie sollten bei der Schilderung akuter Symptome nicht auf Details verzichten, die Ihnen bedeutungslos erscheinen oder scheinbar nicht in Zusammenhang stehen mit Ihren Beschwerden. Nur dann kann der Arzt sich ein genaues Bild machen.

Gerade bei der Gicht muss der Arzt auch Bescheid wissen über Ihre Lebens- und Ernährungsgewohnheiten. Dies kann Ihren Fleisch- und Alkoholkonsum betreffen, aber auch die sonstige Nahrungsmittelauswahl, ferner Ihre berufliche Tätigkeit oder Freizeitaktivitäten.

Auf folgende Fragen sollten Sie sich einstellen

→ Welche Beschwerden verspüren Sie?

→ Seit wann leiden Sie unter den Beschwerden?

→ Hatten Sie diese oder ähnliche Beschwerden schon einmal?

→ Wie äußern sich die Schmerzen?
Traten sie plötzlich auf? Ist der Schmerz stechend, pochend etc.? Hält er an, oder verschwindet er wieder?

→ Sind Ihnen äußerlich sichtbare Symptome aufgefallen: z. B. Rötung und Schwellung der schmerzenden Stelle?

→ Wo genau haben Sie Schmerzen?
Konzentrieren sie sich auf eine bestimmte Körperstelle, oder strahlen sie aus?

Untersuchung im Labor: der Harnsäurespiegel

Den wichtigsten Hinweis auf eine Gichterkrankung liefern die **erhöhten Harnsäurewerte**. Wie Sie inzwischen wissen, muss **bei Werten über 6,5 mg/dl** an das Stoffwechselleiden gedacht werden. Die Laboruntersuchung wird der Arzt jedoch erst ein bis zwei Wochen nach dem Anfall, also in einer **schmerzfreien Phase**, veranlassen. Denn während des Anfalls bzw. kurz davor oder danach können die Werte stark verändert sein und sind deshalb nicht verwendbar für eine objektive Beurteilung des Harnsäurespiegels.

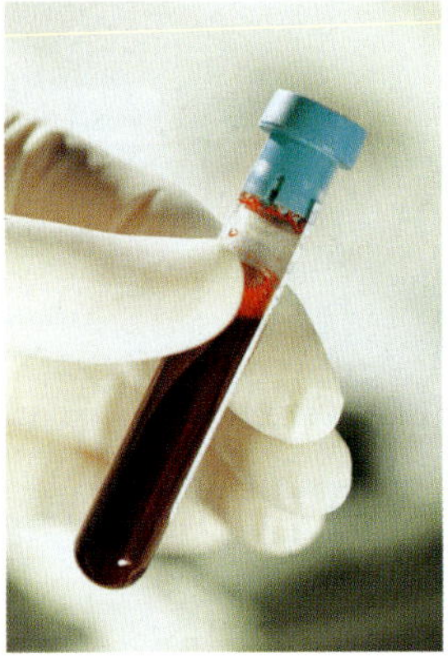

Um das Ergebnis nicht zu verfälschen, wird – wie bereits erwähnt – empfohlen, bei der Einnahme bestimmter Medikamente **keine Pause** einzulegen (s. Seite 78), obgleich sich z. B. aufgrund des Einflusses mancher Arzneistoffe die Harnsäurewerte durchaus in normalem Rahmen bewegen können und somit eine tatsächliche Gicht verschleiern. Insofern liefert der Harnsäurespiegel nur einen Hinweis! Ob es zu verantworten ist, die Arzneimittelbehandlung (z. B. bei Herzerkrankungen) für eine Feindiagnose zu unterbrechen, muss und darf nur der Arzt entscheiden.

Bei den Ess- und Trinkgewohnheiten empfiehlt es sich ebenfalls, sie vor einer Laboruntersuchung auf keinen Fall zu verändern, um Werte zu erhalten, die für Sie und Ihren Lebensstil repräsentativ sind. Ein Laborergebnis, dem beispielsweise eine kurzzeitige purinarme Ernährung zugrunde liegt, wäre für die Auswahl der richtigen Therapie nicht brauchbar.

An Ihrer Lebensweise sollten Sie vor der Untersuchung nichts ändern – nur dann sind die Laborwerte repräsentativ.

Erweist sich bei Ihnen der Harnsäurespiegel als erhöht und ergibt die Arzneimittelanamnese keine Hinweise auf die Einnahme von harnsäureerhöhenden Medikamenten, dann wird der Arzt ein Blutbild anfordern, um eine sekundäre Gicht (z. B. bei einer Blutkrankheit) auszuschließen.

Bei einem »großen Blutbild« werden die roten und die weißen Blutkörperchen gezählt und die weißen wiederum nach ihrer Art unterschieden. Gegebenenfalls wird der Arzt auch Ihre Blutzucker- und Cholesterinwerte untersuchen, um damit Diabetes (s. Seite 78) und Hypercholesterinämie (s. Seite 79) auf die Spur zu kommen. Weitere Untersuchungen, über die Sie im Folgenden mehr erfahren, können dem Arzt dann endgültige Klarheit verschaffen.

Zum Ausschluss einer »sekundären Gicht« werden bestimmte Laborwerte kontrolliert.

Weitere Untersuchungen

Bei einem akuten Gichtanfall bestätigt oftmals schon der Augenschein dem Arzt den Verdacht auf die Krankheit. Rötung, Schwellung, Bewegungseinschränkung und Berührungsempfindlichkeit des betroffenen Gelenkes (meist ist es das Großzehengrundgelenk, s. Seite 34) sind eindeutige Krankheitszeichen. Hinzu kommt, dass Gicht die bei weitem häufigste akute Entzündung eines einzelnen Gelenks bei erwachsenen Männern darstellt. Der Arzt spricht hier von einer *Monarthritis* (mono = eins).

Schwieriger wird es jedoch, wenn die Anfälle immer weniger ausgeprägt auftreten, weil die Gicht schon einen chronischen Verlauf angenommen hat. Gerade bei der chronischen Gicht genügt der erfahrene Blick des Arztes oftmals nicht mehr für eine Diagnose. Sichere Hinweise können hier Ultraschall- und Röntgenaufnahmen sowie die Untersuchung der Gelenkflüssigkeit durch eine Gelenkpunktion liefern.

Ultraschall und Röntgen

Die Ultraschalluntersuchung *(Sonographie)* dient in erster Linie der Feststellung oder dem Ausschluss von Nierensteinen, die ab einer gewissen Größe gut zu erkennen und durch den Ultraschall besser

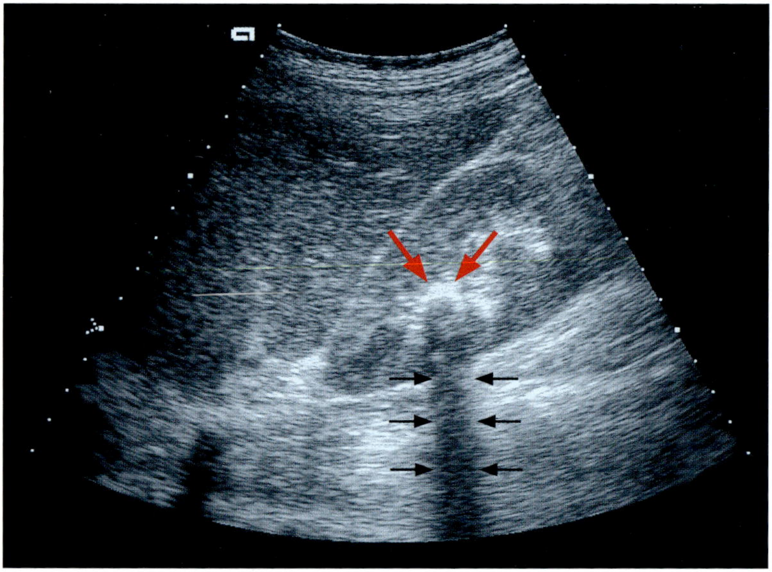

Abb. 19 Nierenstein im Ultraschallbild: Ist der Stein so groß wie hier (rote Pfeile), wird der Schall reflektiert; er dringt nicht weiter vor – dahinter entsteht dann der typische »Schallschatten« (schwarze Pfeile).

darzustellen sind als mit der Röntgentechnik (zudem entfällt die Strahlenbelastung). Auch zur Gelenkdarstellung ist die Ultraschalluntersuchung geeignet – doch besteht hierzu meist keine Veranlassung. Die eigentliche Domäne der Röntgendiagnostik bei der Gicht ist der Knochen. In der Nähe der Gelenke finden sich häufig die so genannten Tophi, jene runden Defekte, von denen bereits auf Seite 40 die Rede war (s. auch dort Abbildung 11). An ihrer Vergrößerung kann der Arzt den Verlauf einer chronischen Gicht ablesen – an ihrer Verkleinerung den Behandlungserfolg.

Knochentophi sind direkt nach dem **ersten** Gichtanfall in der Regel nicht nachweisbar, weil sie dann noch nicht entstanden sind. Andererseits kommen sie manchmal auch in der Nachbarschaft von Gelenken vor, die nie von einem Anfall betroffen waren.

Röntgenaufnahmen der Gelenke und der gelenknahen Knochen sind nach jedem Gichtanfall angezeigt.

Im Gegensatz dazu kann es – wie gesagt – auch vorkommen, dass keine akuten Beschwerden auftreten, aber schon lange vorhandene Tophi sich erstmals auf einem Röntgenbild zeigen. Wie Sie vielleicht noch aus dem ersten Kapitel wissen, müssen die Ablagerungen ja keine Schmerzen verursachen. Wenn aber erst einmal Harnsäureablagerungen existieren, ohne dass es zu Anfällen kommt oder gekommen ist, besteht bereits eine chronische Gicht. (Zur Behandlung der chronischen Gicht einschließlich der Tophi lesen Sie mehr ab Seite 105.)

Deshalb: Nach einem Gichtanfall sollte auf jeden Fall eine Röntgenaufnahme des gelenknahen Knochens veranlasst werden. Auch wenn meist noch keine Weichteil- oder Knochentophi zu sehen sind, können die Aufnahmen für eventuelle Vergleiche mit späteren Bildern wichtig werden. Dann kann der Arzt nämlich beurteilen, ob neue Ablagerungen entstanden sind und ob bestehende Tophi an Größe zunehmen oder sich zurückbilden.

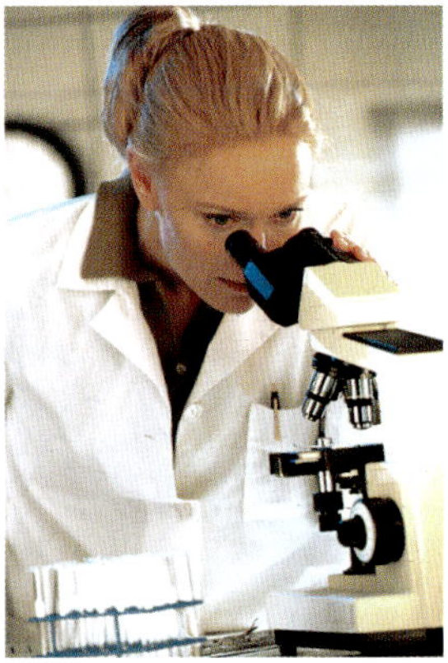

Das Mikroskop bringt es an den Tag: Kristalle in den weißen Blutkörperchen beweisen die Gicht (s. auch Seite 35).

Gelenkpunktion

Nur in seltenen Fällen ergeben weder die Blutuntersuchung noch die Sonographie (also der Ultraschall) noch Röntgenaufnahmen eindeutige Befunde, sodass von Ihrem Arzt eine Untersuchung der Gelenkflüssigkeit während eines Anfalls erwogen wird. Dies trifft vor allem beim Befall des Kniegelenks zu, weil in diesem Gelenk zahlreiche andere Krankheitsbilder erwogen werden müssen.

Die Gelenkflüssigkeit wird mit Hilfe einer Punktion gewonnen. Dazu wird eine dünne Nadel in den Gelenkraum eingeführt und mit ihrer Hilfe Flüssigkeit angesaugt und entnommen. Unter dem Mikroskop wird dann das Punktat untersucht. Haarfeine, nadelartige, so genannte doppelbrechende Kristalle in den weißen Blutkörperchen sind Beweis für eine Gicht. Ein solcher gichtauslösender Kristall ist in Abbildung 8 auf Seite 35 zu sehen.

Wann sind Kontrolluntersuchungen nötig?

Solange die **Harnsäurespiegel erhöht** sind, können **Tophi** entstehen, die Gewebe, Gelenke und Organe zerstören. Regelmäßige Untersuchungen sind daher unerlässlich. In welchen Abständen diese stattfinden, richtet sich ganz nach dem individuellen Krankheitsbild – und nach Ihrem Verhalten.

Zu den Kontrollmaßnahmen bei Gicht gehören Labor-, Röntgen- und Ultraschalluntersuchungen.

Denn je vernünftiger und konsequenter Sie die Anordnungen des Arztes befolgen, desto seltener sind natürlich Kontrolluntersuchungen nötig.

Wer sich jedoch überhaupt nicht an die Anweisungen hält oder sich – vor allem bei chronischer Gicht – immer wieder »Ausrutscher« in seinem Ess- und Trinkverhalten erlaubt, muss mit häufigeren Untersuchungen rechnen. Dabei müssen nicht nur die Blutwerte kontrolliert – es müssen auch des Öfteren Hände, Füße, Sprunggelenke oder Knie geröngt werden, da sich dort ja allmählich Tophi bilden können (zu den therapeutischen Konsequenzen s. Kapitel ab Seite 105).

Auch die Nieren wird der Arzt mit Hilfe regelmäßiger Ultraschalluntersuchungen genau beobachten. Entsprechende Blut- und Harnuntersuchungen geben außerdem darüber Aufschluss, ob die Funktion der Niere eventuell schon beeinträchtigt ist. Doch wer seiner Gesundheit zuliebe die Anweisungen des Arztes befolgt, bleibt von derart häufigen, zeitraubenden und natürlich kostenaufwändigen Kontrollen verschont.

Kann Gicht mit anderen Krankheiten verwechselt werden?

Eines der wichtigsten Merkmale der Gicht ist die völlige Beschwerdefreiheit zwischen den Anfällen.

Glücklicherweise kann die Gicht aufgrund ihrer unverwechselbaren Symptome und Befunde (s. Seite 26) eindeutig diagnostiziert werden, zumal ja, wie bereits erwähnt, Gicht die mit Abstand häufigste Ursache für die Entzündung eines einzelnen Gelenks darstellt. Eine Verwechslung mit anderen Gelenkerkrankungen, wie z. B. Rheuma, ist dank moderner Diagnosemöglichkeiten so gut wie ausgeschlossen.

Zwei Beispiele sollen zeigen, dass jedoch gelegentlich andere Ursachen, die diesen »Arthritisanfällen« zugrunde liegen können, übersehen werden können. Im ersten Fall ist der Irrtum des Arztes nur zu verständlich und zu entschuldigen:

Wie stellt der Arzt die Diagnose?

Beispiel eines Teppichhändlers

Der Patient, ein Teppichhändler, wollte zu Hause seine Teppiche auch mit den Füßen fühlen – das war ihm besonders wichtig. Er bewegte sich deshalb in seiner Wohnung nur barfuß. Eines Tages traten akute Schmerzen im rechten Großzehenballen auf, das geschwollene, rote Gelenk fühlte sich heiß an. Keine Frage: Es konnte sich nur um einen Gichtanfall handeln, wo doch außerdem »die Gicht in der Familie bekannt war«. Trotz sofortiger, also rechtzeitiger Behandlung mit Colchicin kam es jedoch nicht zur Besserung. Eine Röntgenaufnahme brachte eine schnelle Aufklärung des Irrtums: Der Patient hatte sich in seinen Teppichen eine Nadel in den Großzehenballen getreten. Alles an der Diagnose einer akuten Arthritis war richtig; sie war nur nicht durch Harnsäure hervorgerufen.

Das zweite Beispiel eines ähnlichen »Diagnoseirrtums« verdeutlicht die Geschichte eines Arztes, der bereits auf mehrere Anfälle in seinem eigenen Großzehengrundgelenk zurückblicken konnte:

Beispiel eines Arztes

Die Laboruntersuchungen ergaben eine erhöhte Harnsäure im Blut, der hinzugezogene Arztkollege war von der Diagnose »Gicht« überzeugt. Nach wiederholter Befragung stellte sich jedoch heraus, dass die Anfälle nicht durch beschwerdefreie, sondern nur durch beschwerdearme Intervalle getrennt waren, und dass Belastungen, wie beispielsweise Wandern, die Anfälle auslösen konnten. Weitere Untersuchungen ergaben dann schließlich die richtige Diagnose: Gelenktuberkulose – eine sehr seltene Ursache einer akuten Arthritis im Großzehenballen.

Die Behandlung des Gichtanfalls

Im Gegensatz zur »Dauerbehandlung« der Gicht, die eine kontinuierliche Normalisierung der Harnsäure im Blut anstrebt, zielt die »Anfallsbehandlung« auf die Unterbindung der akuten Gelenkentzündung. Lesen Sie im folgenden Kapitel, welche Medikamente Sie von den unerträglichen Schmerzen befreien können.

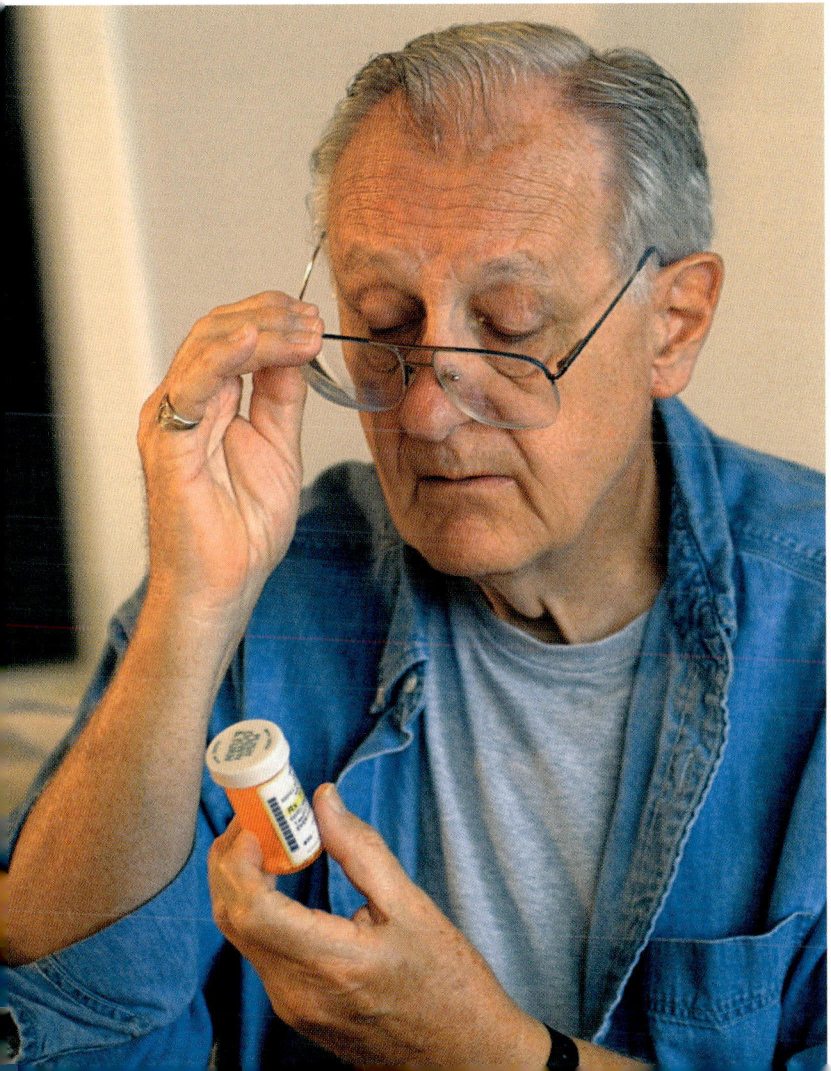

Die Behandlung des Gichtanfalls

Die Behandlung der Gicht verfolgt zwei Ziele, deren Unterscheidung wichtig ist:

1. nämlich die Behandlung des Gichtanfalls (die Anfallsbehandlung) einerseits und
2. die dauerhafte Normalisierung des Harnsäuregehaltes des Körpers (die Dauerbehandlung) andererseits.

Der Begriff »Gichtmittel« differenziert nicht genug: Es gibt Mittel gegen den Anfall und Mittel bei chronischer Gicht.

Um diese beiden Ziele zu erreichen, bedient sich die Gichtbehandlung völlig unterschiedlicher Prinzipien. Die Arzneimittel der Anfallsbehandlung nehmen keinerlei Einfluss auf den Harnsäuregehalt des Körpers – die Mittel der Dauerbehandlung wiederum sind beim Anfall wirkungslos. »Gichtmittel«, die sowohl beim Anfall als auch in der Dauerbehandlung wirksam sind, gibt es nicht. Dennoch wird der Begriff »Gichtmittel« in Listen, Verzeichnissen und Broschüren fälschlicherweise immer wieder pauschal verwendet, was eher verwirrt als Aufklärung schafft.

Medikamente – Retter in der Not

ACHTUNG

Die Behandlung eines Gichtanfalls verträgt keine langen Wartezeiten!

Schon allein wegen der Schmerzen, die nachts den Schlaf und tagsüber jede nützliche Tätigkeit verhindern, ist die medikamentöse Behandlung des Gichtanfalls sofort und dringend notwendig. Der andere wichtige Grund für die Dringlichkeit einer sofortigen Arzneimittelbehandlung beruht auf der Tatsache, dass mit der Dauer des Anfalls die Behandlung schwieriger wird.

Der »erfahrene« Gichtpatient weiß das und behandelt seinen Anfall sogar selbst, da er ihn ja bereits kennt. (Ein Arzt sollte selbstverständlich trotzdem immer konsultiert werden!)

So mag es nicht verwundern, dass früher viele Gichtpatienten ihr erprobt wirksames Anfallsmittel stets mit sich führten, meist in der Jackentasche oder im Reisenecessaire. Das empfiehlt sich im Übrigen auch heute noch. Aus verständlichen Gründen kann nämlich gelegentlich eine Dauerbehandlung der Gicht nicht eingehalten werden, sodass der Harnsäurespiegel steigt; man stelle sich nur das Reisen in ferne Länder vor, wo die Kost nicht unbedingt den eigenen Ess- und Kochgewohnheiten entsprechen muss.

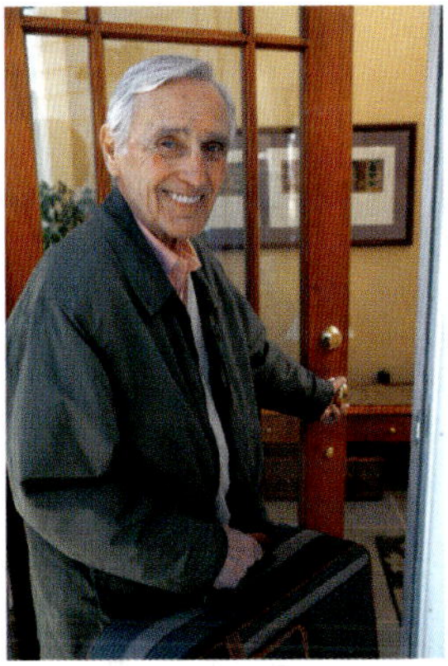

Gerade im Urlaub sollten Sie Ihre bewährten Arzneimittel dabeihaben.

Die Apotheken im Ausland führen darüber hinaus oft andere Arzneimittel oder auch nur anders benannte. Die Sehnsucht nach der vertrauten Packung mit dem wirksamen Arzneimittel im heimatlichen Nachttisch nützt dann leider nichts mehr. Denken Sie deshalb vor jeder Reise daran, und nehmen Sie Ihre gewohnte Arznei in ausreichender Menge mit.

Übrigens: Personen aus »Gichtfamilien«, die ihre erhöhten Harnsäurewerte kennen oder auch nicht, die aber bislang noch keinen Gichtanfall erlitten haben und dementsprechend auch noch keiner Dauerbehandlung bedurften, sind durch anfallsauslösende Ereignisse, wie beispielsweise Unfälle, Überanstrengung und vermehrten Alkoholkonsum, ebenfalls gefährdet.

Die Besonderheiten des Gichtanfalls

- → Beschränkung auf ein Gelenk
- → Selbstbeendigung nach Tagen bis Wochen
- → Völlige Beschwerdefreiheit zwischen den ersten Anfällen

Der Gichtanfall ist eine akute bis hochakute Gelenkentzündung, die einige Besonderheiten aufweist.

Es darf also nicht verwundern, dass bei der Behandlung des Gichtanfalls ähnliche Besonderheiten zu berücksichtigen sind, und zwar bezüglich der Wahl des Mittels, aber auch bezüglich der

Dosierung. Grundsätzlich gilt, dass in der Behandlung des Gichtanfalls **hoch dosiert** werden soll, aber nur für **wenige Tage**!

Medikamente zur Behandlung des Gichtanfalls

→ Nicht-steroidale Antirheumatika (NSAR – s. Seite 97; auch Antiphlogistika genannt)

→ Kortisonabkömmlinge (s. Seite 99)

→ Colchicin (s. Seite 101)

Die Vorteile und die Nebenwirkungen der Medikamente werden im Folgenden besprochen, sodass sich die Wahl des Mittels im Einzelfall ergibt. Für den Notfall, wenn kein Arzt erreichbar ist, wie z. B. auf Reisen, können Sie sich ein nicht-steroidales Antirheumatikum und/oder ein hochdosiertes Kortisonpräparat (für die ersten 24 Stunden) verschreiben lassen und »auf Vorrat« halten. Versuchen Sie dennoch einen Arzt aufzusuchen. Nehmen Sie auch auf kleinen Reisen unbedingt Ihre Medikamente mit!

Nicht-steroidale Antirheumatika (NSAR)

Die so genannten nichtsteroidalen Antirheumatika, also nicht kortisonhaltige Rheumamittel, sind stark entzündungshemmend, schmerzlindernd und fiebersenkend. Im Gegensatz zu Colchicin wirken sie eher ungezielt, d. h. ihre Wirkungsweise ist nicht nur auf die Gicht beschränkt. Zum Einsatz kommen NSAR deshalb bei jeder Art von Gelenkentzündung (Arthritis), z. B. beim chronischen Gelenkrheuma (rheumatoide Arthritis), bei Arthrosen bzw. deren behandlungsbedürftigen Reizzuständen und schließlich beim akuten Gichtanfall. Daher ist die Wirksamkeit des NSAR auch noch kein »Beweis«, dass Sie an Gicht leiden.

Nach eigener klinischer Erfahrung kann ein NSAR bei einem Patienten stärker wirksam sein als bei einem anderen. Dieses Risiko ist bei chronischen Schmerzen, z. B. einer Arthose, insofern zunächst in Kauf zu nehmen als Arzt und Patient mehr Zeit haben, auf ein anderes Präparat zu wechseln. Bei den extremen Schmerzen eines akuten Gichtanfalls müssen die Beschwerden jedoch immer rasch gelindert werden. Mancher Patient hat sich deswegen in Absprache mit seinem Arzt sicherheitshalber für Colchicin entschieden.

Es gibt für NSAR Empfehlungen, welche Präparate bei der Behandlung des akuten Gichtanfalls in erster Linie eingesetzt werden sollten (s. Tabelle). Zu den wirksamsten Präparaten gehören Diclofenac, Indometacin und Acemetacin; die meisten anderen NSAR sind jedoch bei ausreichend hoher Dosierung ebenfalls zu empfehlen. Da bei vielen von ihnen die Wirkdauer genau festgelegt und relativ kurz ist, muss die Einnahme regelmäßig erfolgen.

Nicht steroidale Antirheumatika zur Behandlung des akuten Gichtanfalls (Beispiele). Zu Beginn der Behandlung muss die obere Dosierung der ersten drei Substanzen oft überschritten werden.

Substanz	Dosisbereich in mg pro Tag	Substanz	Dosisbereich in mg pro Tag
Diclofenac	100–200	Acemetacin	120–180
Indometacin	150–200	Etoricoxib	120

Die übliche Dosierung der NSAR kann der Tabelle entnommen werden; wie bereits erwähnt, bedarf es beim Gichtanfall oft relativ hoher Zufuhren. »Ihre« individuelle Dosis sollte dabei in jedem Fall Ihr Arzt festlegen. Der Vorteil der NSAR ist, dass es bei der kurzen Akutbehandlung des Gichtanfalls eher selten zu Nebenwirkungen kommt. Wenn während der Therapie jedoch Magenschmerzen auftreten, sollten Sie Ihren Arzt konsultieren, um die Entstehung einer Schleimhautentzündung oder gar eines Geschwürs auszuschließen. Eine rasche Gewichtszunahme nach Einnahme eines NSAR spricht für eine Flüssigkeitseinlagerung im Gewebe; wenn dies der Fall ist, sollten Sie ebenfalls stets Ihren Arzt informieren. Teilen Sie Ihrem Arzt grundsätzlich mit, wenn Sie bereits an anderen Erkrankungen, insbesondere Bluthochdruck oder Herz-Kreislauf-Erkrankungen leiden oder wegen Magenbeschwerden behandelt werden.

Auf lange Sicht ist das A und O der Behandlung, dass Sie über Ihr Arzneimittel Bescheid wissen und Bewährtes beibehalten. Eine Kombination von NSAR mit Kortison-Präparaten oder die gleichzeitige Einnahme zweier verschiedener NSAR wird nicht empfohlen. Insgesamt können Sie meist problemlos der raschen Beendigung Ihres Anfalls entgegensehen, wenn Sie

→ das für Sie richtige Mittel kennen
→ davon genügend einnehmen
→ und dies rechtzeitig tun.

Selektive Cox-2-Hemmer (Coxibe)

Die Cox-2-Hemmer sind eine Medikamentengruppe, deren Wirkungen denen der NSAR ähneln, jedoch sind die unerwünschten Wirkungen anderer Art und betreffen seltener den Verdauungstrakt, sondern mehr die Funktion der Nieren sowie das erhöhte Risiko eines Herzinfarktes oder Schlaganfalls. Ob diese Risiken auch bei der kurzen Behandlungsdauer eines Gichtanfalls erhöht werden, ist ungewiss. Zusammenfassend lässt sich sagen, dass die Cox-2-Hemmer, auch Coxibe genannt, gegenüber den NSAR keinen therapeutischen Fortschritt bedeuten. Sie stellen aber eine Ausweichmöglichkeit dar, wenn in seltenen Fällen während der kurzzeitigen Behandlung starke Magenschmerzen auftreten.

Zur Behandlung des akuten Gichtanfalls ist in Deutschland derzeit nur Etoricoxib als Cox-2-Hemmer zugelassen. Die Behandlung mit diesem Medikament darf höchstens acht Tage dauern. Bei Patienten mit schlecht eingestelltem Bluthochdruck, kardiovaskulären Erkrankungen, schwerer Herzinsuffizienz, Nieren- und Leberfunktionsstörungen, entzündlichen Darmerkrankungen oder Magengeschwüren sollte Etoricoxib nicht eingesetzt werden. Ihr Arzt wird Ihnen mitteilen, ob das Präparat für Sie geeignet ist.

Kortikoide

Vorweg einige Worte zum Begriff *Kortison* bzw. *Kortikoide*. Im menschlichen Körper, genauer gesagt in der Nebennierenrinde, werden die so genannten *Steroidhormone* gebildet. Die beiden wichtigsten Vertreter dieser **körpereigenen Anti-Entzündungsstoffe** sind das Kortisol und eben auch das Kortison, von dem bereits mehrmals die Rede war. Eine der vielen Aufgaben der Kortikoide besteht darin, Entzündungsvorgänge im Körper zu stoppen.

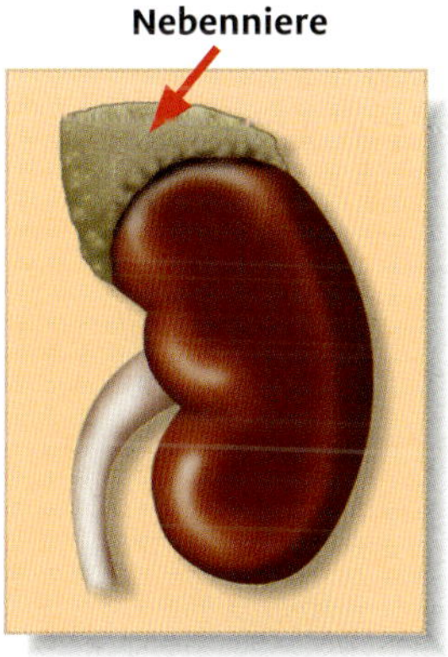

Der Kortex – die Rinde der Nebenniere – ist der Herstellungsort der Kortikoide.

Für den medikamentösen Einsatz hat man sich diese Wirkungsweise zu eigen gemacht. Wenn im Zusammenhang mit der Gicht von Kortikoiden oder von Kortison die Rede ist, handelt es sich immer um synthetisch hergestellte Medikamente, die in ihrer antientzündlichen Wirkung weitaus stärker sind als ihre »natürlichen« Vorbilder.

Die meisten der heute verwendeten Kortikoide stammen vom *Prednisolon* ab, das seinerseits ein Abkömmling des Kortisons ist. Die Wahl des geeigneten Präparates ist immer Sache des Arztes!

Die Kombination von Kortison mit Colchicin verhindert, dass es nach Beendigung der Kortisonbehandlung zu einem Rückfall kommt.

Zur Behandlung des Gichtanfalles sind hohe Kortikoid-Mengen notwendig: ein bis zwei, maximal vier Tage lang je 30 bis 60 mg Prednisolon (oder ein *Prednisolon-Abkömmling*) – das Ganze verteilt auf beispielsweise 3 x 1 Tablette zu je 10 bzw. 20 mg. Allerdings kommt es nach Beendigung der Behandlung häufiger als bei anderen Mitteln zu einem Rückfall. Um dies zu verhindern, empfiehlt sich von Anfang an die Kombination mit 1 mg *Colchicin* (mehr zu Colchicin und seiner Kombination mit den Kortikoiden ab Seite 101).

Im Anschluss an die Kortikoidbehandlung können statt des Colchicins als Variante auch einige Tage lang je 2 x 60 mg Acemetacin (s. Seite 97) eingenommen werden.

Außer bei der nicht empfohlenen Kombination mit nicht-steroidalen Antirheumatika spielen die Nebenwirkungen der Kortikoide wegen der kurzen Behandlungsdauer bei einem Gichtanfall keine Rolle. Bei schweren Infektionen, Herzerkrankungen und Diabetes muss der Arzt die Verabreichung genau abwägen.

Colchicin

Colchicin ist das Hauptalkaloid – das ist eine stickstoffhaltige pflanzliche Substanz – der Herbstzeitlosen *(Colchicum autumnale)*, in deren Samen es in nennenswerter Konzentration vorkommt. Colchicin war schon den griechischen Ärzten bekannt; Zubereitungen aus Colchicum werden seit über zweitausend Jahren bei Gicht und anderen entzündlichen Gelenkkrankheiten als Heilmittel angewandt. Die Reinsubstanz wurde bereits 1883 isoliert, ein Hinweis auf ihre Bedeutsamkeit.

Colchicin ist eines der ältesten, zuverlässig wirksamen Arzneimittel. Vor der Einführung der NSAR war es das einzige bei der Gicht wirksame Mittel überhaupt. Colchicin wird nach Verabreichung rasch von den weißen Blutkörperchen, den Leukozyten, die beim Gichtanfall eine entscheidende Rolle spielen, aufgenommen. Leukozyten, die Colchicin enthalten, können von den Uratmikrokristallen nicht zur Freisetzung von entzündungserregenden Substanzen veranlasst werden, und die Entzündung klingt rasch ab.

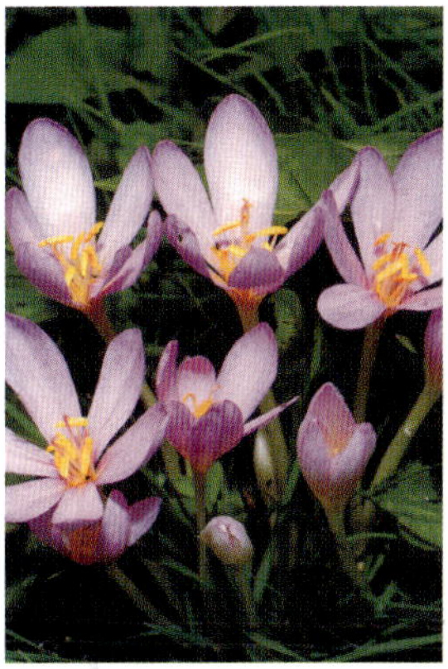

Kolchis am Schwarzen Meer gab Colchicin, einer Substanz der Herbstzeitlosen, seinen Namen.

Der große Vorzug des Colchicins liegt in der Zuverlässigkeit seiner Wirkung. Bei rechtzeitiger Zufuhr der vollen Dosis – d.h. am ersten Tag bis zu 8 mg Colchicin – heilen alle Gichtanfälle (innerhalb von 12 – 24 Stunden) sehr schnell ab. Eine deutliche Besserung setzt bereits nach Stunden ein, am zweiten bis dritten Tag ist der Betroffene beschwerdefrei. Wenn eine vorschriftsmäßig durchgeführte Colchicinbehandlung wirkungslos ist, liegt höchstwahrscheinlich **kein** Gichtanfall vor.

Die Wirkung des Colchicins ist also auch diagnostisch: Sie bestätigt die Diagnose!

Die Einnahme von Colchicin wird so lange fortgesetzt, bis ein Erfolg oder die Höchstdosis erreicht ist. Die häufigsten Fehler bei der Anwendung von Colchicin sind nämlich zögerliche Einnahmen, das Absetzen bei häufigerem Stuhlgang und die »Angst vor der vollen Dosis«, aber auch das Überschreiten der Tageshöchstdosis.

Ein kleiner Nachteil des Colchicins ist seine bekannte Nebenwirkung: Bei gut der Hälfte der Patienten treten bei der erforderlich hohen Dosierung Durchfälle auf, die aber immer gut zu behandeln sind, beispielsweise mit dem Wirkstoff *Loperamid*.

Bei unsicherer Diagnose ist Colchicin das Mittel der Wahl, weil es die Diagnose bestätigt. Kennt der Betroffene »seine« Gicht oder ist der Arzt sich seiner Diagnose ganz sicher, wird man aber von der Colchicinbehandlung absehen und ein NSAR, also ein nicht-steroidales Antirheumatikum (s. Seite 96), geben, wenn keine Gegenanzeigen vorliegen. Bei Patienten mit Bluthochdruck oder Nierenfunktionsstörungen sind Kortikoide vorzuziehen (siehe Seite 99).

Colchicin-Kortikoid-Kombination
Prednisolon (s. Seite 100) erhöht zuverlässig die Wirksamkeit von Colchicin, z. B. wenn mit der Colchicin-Behandlung zu spät begonnen wurde. Die **Kombination** dieser beiden Wirkstoffe ist unbedenklich. Bei einer *Kombination* von mittleren Colchicin-Dosen und Kortikoiden kommt es nicht zu Durchfällen.

Was Sie selbst tun können

Gleich vorweg gesagt: Allgemeine Maßnahmen, die den Verlauf des Gichtanfalls beeinflussen, lindern oder gar verkürzen, gibt es nicht. Auch diätetische Maßnahmen helfen hier leider nicht. Sie können deshalb getrost essen und trinken, wie und was Sie wollen, solange Sie Appetit darauf haben.

Sowohl die Schwere des Anfalls als auch das jeweils betroffene Gelenk und zu guter Letzt die Notwendigkeit sich abzulenken werden Ihr Verhalten bestimmen.

Ein paar Ratschläge sind dennoch nützlich: Ist das kranke Gelenk berührungsempfindlich, oder schmerzt es gar bei der geringsten Erschütterung im Raum, so bietet ein lockerer Watteverband einen gewissen Schutz. Man nehme dazu eine ganze Packung Watte, bei großen Gelenken auch zwei, und halte sie mit Binden oder einem Pflasterstreifen fest. Verbände dieses Typs findet man übrigens auf vielen Karikaturen.

Wegen der heutigen guten medikamentösen Behandlungsmöglichkeiten verzichtet man zwar meist auf den Verband, aber auf Reisen, wenn keine Hilfe erreichbar ist, erscheint es lohnenswert, sich an einen solchen Schutzverband zu erinnern. Kommt es bei Ihnen während einer Colchicinbehandlung zu Durchfall, sollten Sie den Flüssigkeitsverlust durch Suppen, Mineralwässer oder andere mineralhaltige Flüssigkeiten ausgleichen. Dies gilt besonders für ältere Kranke, bei denen der Durst ausbleiben kann.

Treten bei der Einnahme von nicht-steroidalen Antirheumatika Magenschmerzen auf, so helfen säurebindende Mittel *(Antazida)* oder säurehemmende Arzneimittel (z. B. sog. H_2-Blocker oder Protonenpumpenhemmer), die Ihnen Ihr Arzt empfiehlt oder verschreibt. Im Notfall kann ein Glas Milch, Mineralwasser oder Cola Linderung verschaffen.

Die Reise(taschen)apotheke

Damit die Gicht nicht zum unerwünschten Reisebegleiter wird, sollten Sie bedenken, dass der lang ersehnte Urlaub auch eine Vielzahl von gichtauslösenden Risikofaktoren bergen kann.

Dazu gehören die Strapazen einer langen Anreise, vor allem im Flugzeug, sowie ein eventueller Klimawechsel und die Zeitumstellung. Wenn dann in den schönsten Wochen des Jahres auch noch sämtliche Verhaltensregeln vergessen oder ignoriert werden, steigt das Risiko eines Gichtanfalls beträchtlich. Meterlange Hotel-Buffets, kulinarische Köstlichkeiten in einheimischen Restaurants und zu reichlicher Alkoholgenuss tragen das ihre dazu bei.

Damit Sie nicht ausgerechnet in fernen Ländern von einem schmerzhaften Anfall überrascht werden, sollten Sie Vorsorge tref-

Achtung

Auch wenn Sie bisher erst **einmal** von einem Gichtanfall betroffen waren, der vielleicht bereits einige Zeit zurückliegt, kann aufgrund der genannten Risikofaktoren auf Reisen wieder ein Anfall auftreten. Nehmen Sie deshalb unbedingt ein entsprechendes Medikament mit!

Wenn eine gichtgerechte Kost im Urlaub gar nicht möglich ist, sollten Sie wenigstens Ihr Anfallmittel in greifbarer Nähe haben.

fen. Wichtig ist vor allem, dass Sie auch auf Reisen auf gichtgerechte Ernährung achten. Außerdem sollten Sie ausreichende Mengen eines Anfallmittels mitnehmen, das sich bei Ihnen bereits bewährt hat. Wer im Ausland schon einmal ein bestimmtes Medikament benötigte und sich auf die Suche nach einer Apotheke machen musste, weiß, mit welchen Mühen dies verbunden sein kann, insbesondere wenn die Schmerzen des Gichtanfalls plagen.

Falls Sie aus irgendwelchen Gründen nicht mehr dazu kamen, das geeignete Mittel einzupacken, sollten zumindest die Utensilien für den beschriebenen Watteverband (s. Seite 103) in der Reisetasche nicht fehlen.

Die Dauerbehandlung

Bei wiederholt auftretenden Anfällen und chronischer Gicht ist es mit der Anfallsbehandlung allein nicht mehr getan. Bewährt haben sich die verschiedenen Formen einer Langzeitbehandlung. Lesen Sie, welche Möglichkeiten es gibt.

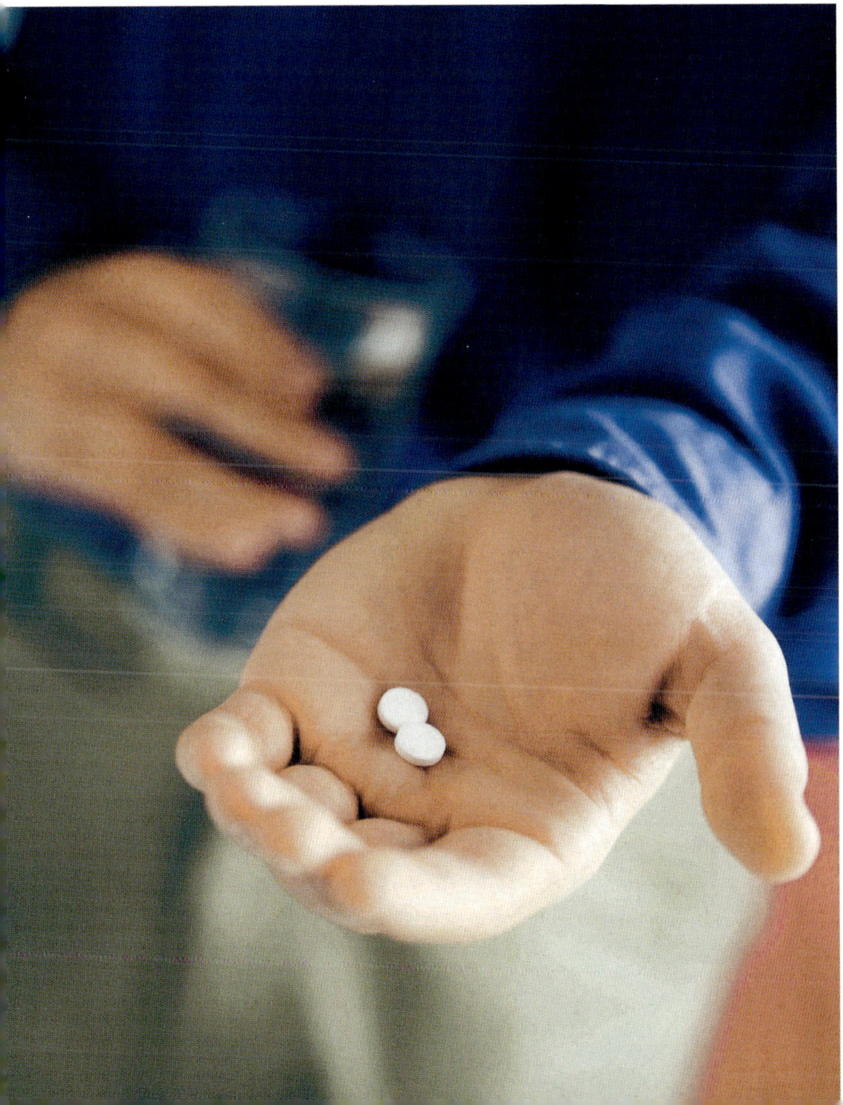

Was Sie vorher bedenken müssen

Ob eine Dauerbehandlung mit Medikamenten oder Diät (s. auch nächstes Kapitel) oder beidem in Frage kommt, sollte nach einem ausführlichen Gespräch mit dem Arzt entschieden werden. Denn egal, was Sie für sich bevorzugen: Sowohl die regelmäßige Einnahme von Arzneimitteln als auch die konsequente Einhaltung von Ernährungsvorschriften bedeuten langfristig Einschnitte in Ihrem bisher gewohnten Alltag.

Die chronische Gicht äußert sich bei jedem Betroffenen anders.

Erschwert wird die Entscheidung häufig durch die Ungewissheit über den weiteren Krankheitsverlauf. So kommen manche Gichtpatienten mit wenigen Anfällen während des ganzen Lebens davon, bei anderen wiederum setzt die chronische Gicht mit all ihren Beschwerden und Folgeschäden früh, d.h. bald nach dem ersten Anfall, ein.

Mit einer guten Dauerbehandlung bleiben Gichtanfälle in der Regel aus, **allmählich verschwinden die Folgen der chronischen Gicht** an Gelenken, Schleimbeuteln und Sehnenscheiden vollständig. Nierengrieß kann sich nicht bilden, Steine können sich auflösen, und die Entwicklung zur Gichtniere schreitet nicht mehr fort, wenn sie sich nicht sogar zurückbildet; kurz, die Lebenserwartung und -qualität normalisieren sich.

Sind die Harnsäurewerte nur mäßig erhöht, liegen sie z.B. bei 7,5 oder 8 mg/dl, oder haben Sie bisher erst einen oder zwei Anfälle im Laufe von mehreren Jahren erlitten, wird Ihr Arzt Ihnen wahrscheinlich raten, es zunächst mit einer Diät (s. dazu Seite 119 und Seite 135) zu versuchen. Bei hohen Werten wiederum hilft Diät alleine nicht weiter – die zusätzliche Einnahme von Medikamenten wird notwendig.

Einen Anhaltspunkt bzw. eine Entscheidungshilfe, ob eine Dauerbehandlung begonnen wird, liefern die Harnsäurespiegel im Blut, also die so genannten Plasmaharnsäurewerte: Je höher sie sind, desto eher muss mit weiteren Anfällen und Komplikationen, vor allem mit Nierenschäden gerechnet werden. Als Richtschnur gilt, dass bei Harnsäurewerten **über 8,5 bis 9 mg/dl** oder nach dem zweiten bzw. dritten Anfall innerhalb eines Jahres die **Dauerbehandlung** eingeleitet werden muss.

Mehr zur Kontrolle der Dauerbehandlung lesen Sie auf Seite 116.

Wer sich jedoch dazu entschließt, es erst einmal nur mit Arzneimitteln zu versuchen, sollte dennoch die Grundregeln der Gichtdiät kennen und sie nicht völlig ignorieren. Mehr zum Thema Diät erfahren Sie ab Seite 119.

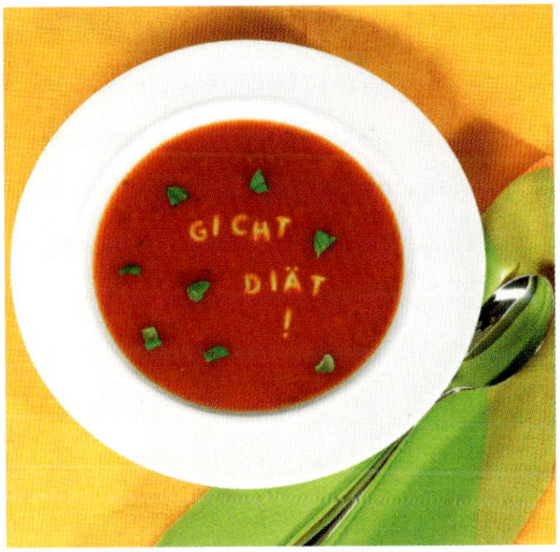

Bei wenig erhöhten Harnsäurewerten kann eine Gichtdiät einen Erfolg bringen.

Ziele der Dauerbehandlung

Die langfristigen Ziele der Dauerbehandlung sind einerseits die Senkung der Plasmaharnsäure auf Werte **unter 6,5 mg/dl (Richtwert: 5,5 mg/dl)**, sodass sich keine Uratkristalle mehr bilden und keine Anfälle mehr auftreten, andererseits die dauerhafte Normalisierung des Harnsäuregehalts im Körper. Während das erste Ziel schon in ein bis zwei Tagen zu erreichen ist, kann die Normalisierung des Harnsäuregehaltes des Körpers bis zur Auflösung aller Harnsäureablagerungen Wochen oder gar Monate dauern.

Bis auch Harnsäureablagerungen aufgelöst sind, können Monate vergehen.

Selbst bei bereits vorliegenden Schädigungen zeigen sich die positiven Effekte der Dauerbehandlung. Liegt der Harnsäurespiegel nämlich **zuverlässig immer unter der Löslichkeitsgrenze von 6,5 mg/dl**, so kann auch bereits abgelagerte Harnsäure aufgelöst und ausgeschieden werden.

INFO

Laborchemisch gesehen ist die Dauerbehandlung erfolgreich, wenn die Harnsäurewerte langfristig unter 6,5 mg/dl gesenkt werden. Dabei **verschwinden Tophi** und werden weitgehend durch das gesunde Gewebe, das der Tophus verdrängt hat, ersetzt. **Knochen** und **Gelenke** stellen sich wieder her, **Schleimbeutel** gehen auf ihre ursprüngliche Größe zurück. Sogar **Nierensteine** werden kleiner und lösen sich auf.

Welche Arzneimittel kommen in Frage?

Für die medikamentöse Dauerbehandlung steht eine größere Zahl sehr gut wirksamer und nahezu nebenwirkungsfreier Mittel zur Verfügung. Einige hemmen die Bildung der Harnsäure, sie werden als *Urikostatika* bezeichnet. Andere wiederum vermehren die Harnsäureausscheidung mit dem Urin, sie heißen *Urikosurika*. Es gibt auch Präparate, bei denen ein Urikostatikum mit einem Urikosurikum kombiniert ist. In der medikamentösen Dauertherapie wird heute das *Urikostatikum Allopurinol* bevorzugt. Erst an zweiter Stelle folgen die Urikosurika.

Das Urikostatikum: Allopurinol

Der Weg, auf dem die Harnsäure im Körper gebildet wird, ist lang; man hat viele Substanzen gefunden, die diesen Weg an irgendeiner Stelle abblocken können, und schließlich ihre Wirkung in der Dauertherapie überprüft. Als einzige zuverlässig wirkende Substanz erwies sich das *Allopurinol*, auch wenn in einigen Reiseländern (beispielsweise Italien) andere Urikostatika ebenfalls im Handel sind oder bis vor kurzem waren (wie z. B. *Thiopurinol* oder *Orotsäure*).

Wirkungsweise

Die Wege der Purinsynthese und der Harnsäurebildung sind bereits ab Seite 57 beschrieben worden. Es seien hier lediglich einige

Die Medikamente greifen in den chemischen Ablauf des Purinabbaus ein.

Dinge wiederholt, die für das Verständnis der Allopurinolwirkung notwendig sind. Gleichgültig, ob die Purine aus der Nahrung oder körpereigenen Bildung stammen, und gleichgültig, welche Purinverbindungen umgewandelt werden: Der Purinabbau verfolgt auf den **letzten drei Schritten** in Richtung Harnsäure immer einen gemeinsamen Weg: Aus Hypoxanthin wird Xanthin und daraus schließlich Harnsäure (s. a. Seite 58).

Die Umwandlungen von Hypoxanthin zu Xanthin und von Xanthin zu Harnsäure sind – chemisch gesehen – Oxidationen, denn Sauerstoff (gr.-frz.-lat. *Oxygen*) wird zugeführt! Und genau diese Reaktionen werden durch das Allopurinol blockiert, es entsteht weniger Harnsäure, im Harn werden neben der Harnsäure auch die löslicheren Vorläufer Xanthin und Hypoxanthin ausgeschieden. Während Allopurinol die Oxidation von Hypoxanthin und Xanthin hemmt, wird es selbst zu *Oxipurinol* oxidiert, einer Substanz, die ebenso wirksam die Harnsäurebildung hemmt wie Allopurinol.

Für das Verständnis der Allopurinolwirkung ebenso wichtig ist die interessante Feststellung, dass bei der üblichen Dosierung von Allopurinol (s. nächste Seite) die Harnsäurebildung aus den Nahrungspurinen weit stärker gehemmt wird als die aus der körpereigenen Synthese. »Diät spielt keine Rolle mehr« hieß es deshalb zu Beginn der Allopurinol-Ära, als die Substanz gerade in die Gichttherapie eingeführt wurde. Ein gefährlicher Satz, denn **eine vernünftige Gichtdiät** schenkt ihre Aufmerksamkeit nicht nur den Nahrungspurinen, sondern auch der Kalorienaufnahme, insbesondere aus Nahrungsfetten und Zucker, sowie dem Alkoholkonsum. Alkohol erschwert nicht nur die Harnsäureausscheidung, sondern liefert zusätzlich eine Menge Energie, nämlich 7 kcal pro Gramm.

Das Behandlungsziel von 5,0 bis 6,0 mg Harnsäure pro dl Blutplasma wird nach der Einnahme von Allopurinol kontrolliert.

Dosierung

Die notwendige Dosis Allopurinol wird für jeden Patienten immer **individuell ermittelt**. Meist liegt sie aber bei **300 mg pro Tag**, die Dosis, mit der auch in der Regel begonnen wird. Nach drei Tagen lässt Ihr Arzt die Plasmaharnsäure kontrollieren. Liegt sie über 5,5 bis 6,0 mg/dl, so erhöht er die Dosis, liegt sie unter 5,0 mg/dl, so wird er sie verringern. Das Behandlungsziel ist eine Plasmaharnsäure von **5,5 ± 0,5 mg/dl**, damit auch bei den unvermeidbaren täglichen Schwankungen der Grenzwert von 6,5 mg/dl nicht überschritten wird.

Eine stärkere Senkung der Harnsäure ist nutzlos, bei Nierenschäden eventuell sogar gefährlich (s. weiter unten). Ist die für die Erreichung des Behandlungszieles notwendige Dosis einmal festgestellt, darf sie als Dauerdosis angesehen werden. Bei gleichbleibenden Essgewohnheiten genügt eine halbjährliche Kontrolle der Plasmaharnsäure, bei unruhigerem Lebenswandel empfehlen sich kürzere Abstände.

Ihre Tagesdosis können Sie auf einmal nehmen.

Angenehm für den Patienten ist, dass die Tagesdosis auf einmal genommen werden kann, weil die Wirkung lang anhält, da der Abbau des Allopurinols und des Oxipurinols langsam erfolgt. Wenn Sie also morgens die Einnahme Ihrer Tablette vergessen haben sollten, können Sie das problemlos auch abends nachholen, schlimmstenfalls sogar noch am nächsten Morgen.

Die Notwendigkeit, das Therapieziel einzuhalten, hat nicht nur akademische Gründe. Mit immer höheren Dosen von Allopurinol könnte man theoretisch die Plasmaharnsäure stark senken, beispielsweise auf bis zu 2,5 mg/dl. Das hat aber insofern keinen Sinn, als die Anfallsverhütung dadurch keineswegs verbessert und die ohnehin langsame Wiederauflösung von Harnsäureablagerungen kaum beschleunigt wird. Der Satz »Viel hilft viel« trifft hier

Tipp

Es empfiehlt sich in jedem Fall, die Tagesdosen (auch »ungerade« Zahlen wie 250 mg, d. h. $2^1/_2$ Tabletten zu 100 mg) für eine ganze Woche im Voraus abzupacken – dies erleichtert Ihnen die Kontrolle der Einnahme. Oder vielleicht führen Sie auch Kalender? Letzten Endes findet jeder seine eigenen Mittel, sich selbst zu überwachen.

Dennoch: Die Gefahr, die Einnahme der wirksamen Arznei zu vergessen, wird häufig unterschätzt! Eine andere Möglichkeit besteht darin, vorauszuberechnen, wann eine Packung verbraucht sein wird bzw. muss und dies auf ihr zu vermerken.

nicht zu, eher der Satz des Paracelsus, dass allein die Dosis bestimmt, ob eine Substanz zum Gift wird. In der Tat wurden gefährliche Nebenwirkungen des Allopurinols nur unter den besonderen Bedingungen der Überdosierung beobachtet (und auch hier extrem selten).

Änderungen der Dauerdosierung sind beim Allopurinol selten angezeigt.

Der Arzt wird deshalb bei der goldenen Regel bleiben: »So viel wie nötig, um 5,5 + 0,5 mg/dl zu erreichen, aber so wenig wie möglich«. So kann, selbst bei gelegentlichen oder häufigen Ausrutschern, nichts passieren.

Falls Sie jedoch das Allopurinol auf keinen Fall vertragen und sich eventuelle Nebenwirkungen wie beispielsweise Magenbeschwerden oder Hautrötungen (die im Übrigen nicht häufig vorkommen) bemerkbar machen sollten, können Sie auf Urikosurika (s. Seite 113) ausweichen. Inzwischen sind auch neuere Medikamente, die die Xanthin-Oxidation hemmen, in Erprobung.

Ernstere Nebenwirkungen, die bisher jedoch nur bei Überdosierung und hier speziell bei Nierenkranken auftraten, sind extrem selten, so selten, dass genaue Zahlen nicht zu erheben sind (beispielsweise zwei Fälle in Bayern in zehn Jahren). Vergleicht man dies mit dem persönlichen Nutzen, den der Betroffene hat, so ist das Risiko zu vernachlässigen.

Besonderheiten

Für **chronisch Nierenkranke** gilt zunächst die Regel, dass aufgrund ihrer verminderten Ausscheidungsfähigkeit der Allopurinolbedarf mit Zunahme der Nierenkrankheit stark abnimmt und immer weniger Allopurinol für die Einhaltung des Behandlungsziels von 5,5 mg/dl (± 0,5) gebraucht wird.

Besonders gleichzeitig bestehende Nierenerkrankungen machen häufige Blutkontrollen notwendig.

Bei Patienten mit schwerster **Einschränkung der Nierenfunktion** (Niereninsuffizienz) müssen die Blutspiegel hinsichtlich der Allopurinol- und Oxipurinol-Werte in einem Speziallabor regelmäßig überwacht werden (Adressen sind großen Kliniken oder Unikliniken bekannt). Die Dosierung anhand der Plasmaharnsäure (der Allopurinolbedarf kann auf 50, ja auf 20 mg pro Tag zurückgehen) bleibt eine verlässliche Richtschnur, falls ein Speziallabor nicht verfügbar ist.

Allopurinol hemmt den Abbau einiger in der Chemotherapie verwendeter Präparate und führt so zu überhöhten Arzneimittelspiegeln.

Eine weitere Besonderheit gilt für Patienten, die wegen eines bösartigen Tumors eine Chemotherapie erhalten. Vor der **Chemotherapie** muss deshalb Ihr Arzt immer von Ihrer eventuellen Allopurinol-Einnahme unterrichtet werden.

Alles in allem: Der Arzt verordnet so lange Allopurinol, bis sich die **Plasmaharnsäure auf 5,5 mg/dl** einstellt und dort verbleibt. Dies ist eine ausgezeichnete medikamentöse Dauerbehandlung der Gicht. Sie ist ungefährlich und bedarf bei regelmäßigen Essgewohnheiten nur einer gelegentlichen Kontrolle!

Zu Beginn der Dauertherapie – ja eigentlich jeder medikamentösen Gicht-Dauertherapie – können noch Gichtanfälle auftreten, die meist leichterer Art sind. Ihnen kann durch die Einnahme von Colchicin (1 mg pro Tag) vorgebeugt werden.

Anfängliche Gichtanfälle gehen mit der Zeit zurück.

Falls Sie übrigens während einer Reise auf ein Gichtmittel angewiesen sind, verlangen Sie ausdrücklich **Allopurinol**. Bestehen Sie in der Apotheke auf der Originalverpackung, am besten eines deutschen, englischen oder nordamerikanischen Präparates. Noch besser ist es jedoch, wie Sie nun schon wissen, die ausreichende Arzneimittelmenge im Reisegepäck mitzuführen. Auch kann der Arzneimittelpreis, vor allem in der Ferne, erheblich über den deutschen bzw. europäischen Preisen liegen.

Die Kombination von Allopurinol mit einem Urikosurikum wird kurz auf Seite 116 besprochen.

Febuxostat

Ein wirksamer Hemmer der Harnsäurebildung ist auch Febuxostat. Im Gegensatz zu Allopurinol ist er kein Purinanalogon. In klinischen Untersuchungen ließ sich mit Tagesdosen von 80–120 mg bei 76 bzw. 94 Prozent der Behandelten binnen 28 Tagen die Serumharnsäure auf Werte unter 6 mg/dl senken. Im Vergleich zu Allopurinol scheint bei Patienten mit eingeschränkter Nierenfunktion keine Dosisreduktion erforderlich zu sein. Febuxostat ist noch nicht im Handel erhältlich.

Die Urikosurika: Probenecid und Benzbromaron

Urikosurika erhöhen die Ausscheidung von Harnsäure durch die Nieren, weil sie in den Harnsäuretransport in den Tubuli eingreifen. Jedenfalls schaffen die Urikosurika für die Harnsäure einen größeren Abfluss aus dem Körper, und das Fließgleichgewicht der Harnsäure »im Pool« verlagert sich nach unten (s. Seite 64).

Zwischen 1945 und 1966 wurden die Möglichkeiten und Grenzen der urikosurischen Arzneimittel erforscht. So stellte man kurz nach dem Weltkrieg fest, dass *Probenecid* die Ausscheidung von Harnsäure durch die Nieren erhöht.

Probenecid war die erste Verbindung, mit der eine Dauerbehandlung der Gicht gelang. Im Gefolge des Probenecids fand man weitere Urikosurika, z. B. Abkömmlinge des Probenecids, des Phenprocoumarons, des Phenylindandions und anderer, deren harnsäuresenkende Wirkungen man vorher übersehen hatte. Einige von ihnen waren so wirksam und so arm an Nebenwirkungen, dass man mit ihnen das Probenecid hätte ersetzen können. Aber im Reigen der mehr als hundert Verbindungen machte Benzbromaron das Rennen – zunächst in Deutschland, später international. Heute ist *Benzbromaron* das Urikosurikum der Wahl, weil mit keinem anderen Urikosurikum so viele Erfahrungen vorliegen.

Im Augenblick ist das Probenecid – neben Benzbromaron – in Deutschland wieder im Handel, wenngleich mit eher untergeordneter Bedeutung. In anderen europäischen Ländern wird dagegen Probenecid bevorzugt. In den USA wurde Benzbromaron sehr lange durch die Behörden getestet und ist erst seit einiger Zeit dort zugelassen.

Vergleich mit den Urikostatika

Die Tabelle auf der folgenden Seite stellt zum Vergleich die Wirksamkeit der beiden bislang geschilderten Hauptwirkstoffgruppen gegenüber.

Wirkung von Arzneimitteln auf die Harnsäure im Blut

	Urikostatika: Allopurinol	**Urikosurika:** Benzbromaron oder Probenecid
Harnsäure im Plasma (Bluthamsäure):	Senkung in den Normalbereich	Senkung in den Normalbereich
Anfallsverhütung:	ja	ja
Harnsäure im Harn:	wird gesenkt	bleibt unverändert
Steine und Grieß in den Harnwegen:	entstehen nicht mehr/lösen sich auf	bleiben unverändert
Nierenfunktion:	bleibt unverändert/ wird verbessert	bleibt unverändert/ verschlechtert sich
Hypoxanthin und Xanthin im Harn:	werden erhöht	bleiben nahe Null

Bezüglich der Harnsäuresenkung im Plasma und der Anfallsverhütung verhalten sich beide Gruppen von Arzneimitteln gleich gut. Im Bereich der Nieren gehen jedoch die Wirkungen auseinander. Dies spricht für das Allopurinol in der Dauerbehandlung. Für Patienten, die Allopurinol nicht vertragen oder nicht zu vertragen glauben, ist ein Urikosurikum jedoch eine gute zweite Wahl.

Ihre Urikosurika-Dosis beginnt mit 50 mg Benzbromaron oder 1 Tablette Probenecid und wird langsam erhöht, bis der gewünschte Therapieerfolg von 5,5 (± 0,5) mg Harnsäure pro dl Plasma erreicht ist. **Die bei den meisten Patienten nötige Benzbromarondosis liegt bei 50 – 100 mg pro Tag** (Sie sollten sie morgens oder mittags auf einmal einnehmen!), **die Probeneciddosis bei 2 g** (in zwei geteilten Dosen morgens und mittags einnehmen!). Eine Senkung der Harnsäure unter den Bereich von 5,5 mg/dl ist immer – auch bei den Urikosurika – nutzlos und erhöht wahrscheinlich

Ihr Arzt verordnet Ihnen üblicherweise am ersten Tag nicht die volle Dosis, sondern eine »einschleichende«.

sogar das Nierensteinrisiko. Patienten, die vor ihrer Behandlung einen sehr hohen Harnsäurespiegel (von z. B. über 9 mg/dl) aufweisen oder unter häufigen Anfällen leiden, sollten – wie schon beim Allopurinol beschrieben – eine Zeit lang vorbeugend Colchicin einnehmen (s. Seite 113). Wurde von Ihrem Arzt eine Einschränkung Ihrer Nierenfunktion festgestellt, so sind Urikosurika nicht zu empfehlen. Ihre Wirksamkeit ist dann geringer, und eine Erhöhung der Dosis erhöht auch das Nebenwirkungsrisiko.

TIPP

Zu Beginn der Behandlung sollten Sie reichlich Flüssigkeit aller Art (d. h. Wasser, Suppen, Tees und Kaffee, wasserreiches Obst wie Orangen, Äpfel, Birnen, Trauben bzw. ihre Säfte) zu sich nehmen; der Urin muss hellgelb sein.

Zu Beginn der Behandlung mit einem Urikosurikum wird die erhöhte Harnsäure, die im Plasma und in den zwischengeweblichen Flüssigkeiten nachweisbar ist, durch die Nieren ausgeschieden, sodass es zu einer Mehrausscheidung von Harnsäure kommt.

Kombinationspräparate

In Deutschland sind Kombinationspräparate aus Benzbromaron und Allopurinol im Handel. Für ihre Anwendung gibt es jedoch keine zwingende Begründung. Die beiden Mittel sind wirksam, wenngleich die Gesamtwirkung geringer ist als die Summe der Wirkungen ihrer Einzelbestandteile. Über die Nebenwirkungen gilt das in den vorangehenden Abschnitten bereits Gesagte.

Kontrolle der Dauerbehandlung

Die Einstellung und langfristige Kontrolle der Blutharnsäurewerte (genauer gesagt eigentlich der Harnsäurewerte im Blutplasma) ist Sache Ihres Arztes, der die Bedeutung von Schwankungen der Plasmaharnsäure beurteilen kann. Die **dauernde**, also regelmäßige **Kontrolle der durch die Behandlung erreichten Harnsäuresenkung** muss jedoch nicht unbedingt beim Arzt, sondern kann auch in der Apotheke erfolgen.

Was tun bei Tophi?

Wenn bei der chronischen Gicht die Beweglichkeit der Gelenke durch Tophi (s. Seite 39) eingeschränkt ist, bietet Ihnen die Physiotherapie Hilfe. Bewegungsübungen und Massagen der zuständigen Muskulatur sind hierbei empfehlenswert.

Die von Physiotherapeuten empfohlenen Übungen sollte man regelmäßig auch zu Hause ausüben.

In sehr seltenen Fällen können sehr große, sehr behindernde Tophi vom Chirurgen oder Orthopäden entfernt werden. Dies geschieht in der Regel in der Klinik, da dort die Operationsbedingungen optimal sind. Eine teilweise Entfernung eines Tophus oder gar nur Einschnitte sind dagegen nutzlos und können zur Fistel- oder Geschwürbildung führen; eine Infektion kann die Folge sein.

Glücklicherweise sind Tophi – jene untrüglichen Zeichen einer unbehandelten chronischen Gicht – heutzutage wegen der guten Behandlungsmöglichkeiten sehr selten geworden. Diese erfreuliche Entwicklung ist nicht zuletzt auch auf eine gichtgerechte Ernährungsweise zurückzuführen.

Diät bei Gicht – ein Erfolgsrezept

Eine erfolgreiche und zugleich gesunde Form der Gichtbehandlung ist die Diät. Warum die Einhaltung einiger Ernährungsregeln so wichtig ist und wie sie sich auf den Organismus auswirkt, schildert das folgende Kapitel.

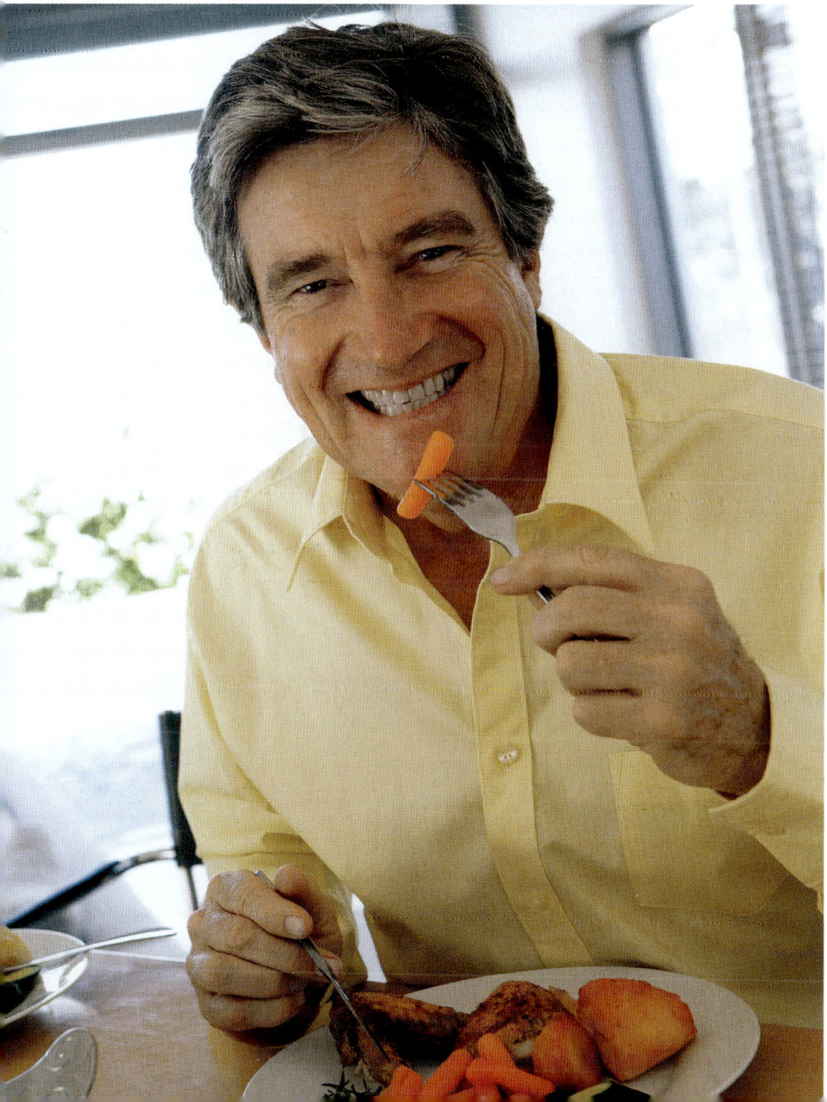

Der Einfluss der Ernährung auf die Gicht

Wie in diesem Buch bereits mehrfach erwähnt: Die Gicht ist in Zeiten der Not selten. Diese Feststellung hat sich während der Weltkriege und bei wirtschaftlichen Katastrophen bei allen westlichen Völkern bewahrheitet. Auf einem der ersten Kongresse der Deutschen Gesellschaft für Innere Medizin, kurz nach dem zweiten Weltkrieg, wurde sogar behauptet, dass es die Gicht gar nicht gebe, so selten war sie inzwischen geworden (ganz ausgestorben war sie jedoch nie!).

Die wenigen Gichtfälle während der Kriegsjahre, die sehr schlanke Menschen betrafen, waren vermutlich auf die bereits erwähnten Stoffwechselstörungen mit vermehrter Harnsäure*bildung* (s. Seite 23 und 67) zurückzuführen, die bei weniger als zwei Prozent der Gichtpatienten eine Rolle spielen.

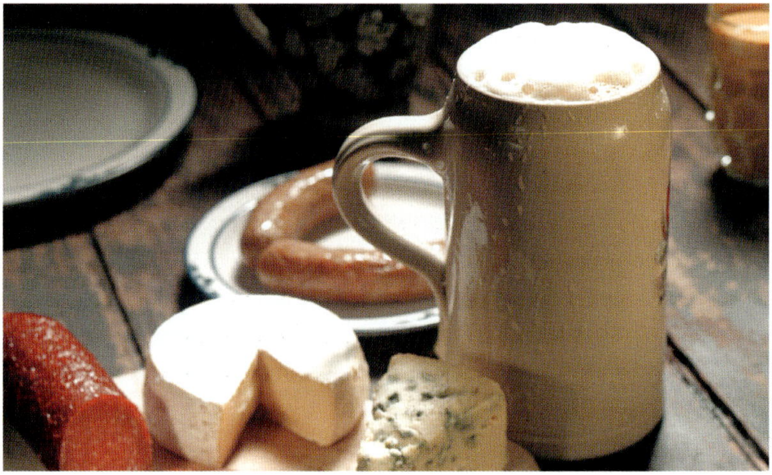

Ein Umweltfaktor, der die Gicht beeinflusst, ist wachsender Wohlstand und damit zusammenhängende Veränderungen im Trink- und Essverhalten.

Diät bei Gicht – ein Erfolgsrezept

In den Fünfzigerjahren, als die Gicht wieder vermehrt auftrat, war man sich bald darüber im Klaren, dass die Krankheit von Umweltfaktoren abhängen muss. Erkenntnisse auf dem Gebiet der Ernährungswissenschaft wiesen immer deutlicher darauf hin, dass Ernährung und Gicht zusammenhängen und dass während des Krieges ein Mangel an Purinen in der Ernährung die Gicht verhindert hatte. Es fehlten jedoch eindeutige Beweise! Überdies behaupteten zu dieser Zeit amerikanische Wissenschaftler, dass die Harnsäurespiegel des Menschen durch die Ernährung nur wenig beeinflusst werden, nämlich maximal um 1,0 bis 1,2 mg/dl. Diese Ansicht fand sogar Eingang in die einschlägigen Lehrbücher. Sie sollte sich jedoch als irrig erweisen. Das Dilemma wurde von zwei unabhängig voneinander forschenden Arbeitsgruppen zur gleichen Zeit gelöst, eine in Hawaii, eine in Deutschland, genauer gesagt in Bayern. Ohne zunächst voneinander zu wissen, erbrachten beide Gruppen schließlich den Beweis, dass die Nahrungszufuhr von Purinen – sei es in Form von RNS, DNS (vgl. Seite 57) oder Koenzymen – zu einem Anstieg des Harnsäurespiegels im Plasma und einer erhöhten Harnsäureausscheidung im Urin führt, die mengenmäßig der Purinzufuhr entspricht. Erst in den Siebzigerjahren des letzten Jahrhunderts war die Basis für eine moderne Diätetik der Gicht geschaffen.

Darüber hinaus ergab sich bei der bayerischen Arbeitsgruppe, dass die Purine in den Koenzymen vollständig in Harnsäure umgewandelt werden, die Purine der RNS zu 50 Prozent und jene in der DNS zu 20 Prozent (vgl. Seite 60). In weiteren Untersuchungen zeigten amerikanische und bayerische Arbeitsgruppen, dass **purinfreies Eiweiß** in der Nahrung (z. B. Milch bzw. Milchprodukte) die Harnsäurespiegel **nicht erhöht**, sondern sogar gering senkt.

INFO

Eiweißreiche, aber purinfreie Lebensmittel (wie z. B. Milch und Milchprodukte) erhöhen den Harnsäurespiegel nicht!

Dementsprechend kann der Harnsäurespiegel durch eine Verringerung der Purinzufuhr gesenkt werden. Will man also **die Gicht**

mit Diät behandeln, dann muss man die Ernährung weitgehend auf **purinfreie oder purinarme Lebensmittel** umstellen und purinreiche Lebensmittel sparsam verwenden.

Als weiterer wichtiger diätetischer Faktor für die Plasmaharnsäure (also die Harnsäure, die im Blut gemessen werden kann) darf der Alkohol nicht außer Acht gelassen werden, weil er durch die Behinderung der Harnsäureausscheidung zu einer Änderung des Fließgleichgewichts in der Niere im Sinne einer Erhöhung des Harnsäurespiegels wirkt (s. auch Abschnitt: »Alkohol und zu geringe Wasserzufuhr« auf Seite 75).

Ernährungswissenschaftliche Untersuchungen belegten eindeutig, dass der Harnsäurespiegel im Blut und die Harnsäureausscheidung im Urin von der Purinzufuhr über die Nahrung abhängen. Von entscheidender Bedeutung ist dabei, ob die jeweilige purinhaltige Verbindung in der Nahrung aus DNS, RNS oder einem Koenzym stammt (s. hierzu auch Seite 60).

Was sind nun purinreiche, was sind purinfreie Nahrungsmittel, und was hat es mit den Nukleinsäuren DNS und RNS auf sich? Diese Fragen sollen im nächsten Abschnitt beantwortet werden.

Purine in der Nahrung

Die Purine befinden sich in den Nukleinsäuren DNS und RNS und in den Koenzymen.

Der Puringehalt der Lebensmittel ist das wichtigste Kriterium bei der Zusammenstellung des Speisezettels eines Gichtpatienten. In Lebensmitteln tierischer und pflanzlicher Herkunft sind Purine – ebenso wie im menschlichen Körper – in den Nukleinsäuren Desoxyribonukleinsäure (= DNS – im Zellkern) und Ribonukleinsäure (= RNS – in der Zelle) sowie in Koenzymen enthalten. Im

Kapitel über die körpereigene Purinherstellung (auf den Seiten 58 bis 60) sind Sie diesen Begriffen schon einmal begegnet.

Für alle Leser, die es ganz genau wissen wollen: Purine verbinden sich mit einem *Zucker-* und *Phosphatmolekül* zu *Nukleotiden*. Aus vier verschiedenen Nukleotiden werden die **Desoxyribonukleinsäuren (DNS)** zusammengesetzt, welche die Erbinformationen enthalten, sowie die **Ribonukleinsäuren (RNS)**, welche die Erbinformation zu den Orten der Eiweißbildung transportieren.

Demzufolge sind **Purine in allen Lebensmitteln zu finden, die aus Zellen und Zellkernen bestehen**. Außerhalb der Zellen kommen sie nicht vor. Schnell wachsendes Gewebe, z. B. junges Gemüse, und Gewebe, das Sekrete bildet, beispielsweise Leber, sind reich an RNS. Zellreiche Gewebe, die nicht mehr wachsen, wie z. B. Bries, enthalten vor allem DNS.

Aus RNS-Purinen in Nahrungsmitteln kann der Körper etwa doppelt so viel Harnsäure bilden wie aus DNS-Purinen. Wie in der Graphik auf Seite 60 zu sehen, werden die Purine aus Koenzymen, die in Lebensmitteln mengenmäßig allerdings keine große Rolle spielen, vollständig in Harnsäure umgewandelt.

Daneben gibt es erfreulicherweise auch **purinfreie Lebensmittel**, wie z. B. Fette und Kohlenhydrate. Sie sind die »Reservestoffe« der Pflanzen und Tiere, d. h. sie fungieren als reine Energielieferanten für den tierischen oder pflanzlichen Organismus. Sie erleichtern die Gichtdiät.

Der Puringehalt in Lebensmitteln schwankt von Mal zu Mal. Er hängt u. a. ab vom Wachstumsstadium der Tiere oder der Pflanzen, aus denen das Lebensmittel gewonnen wurde.

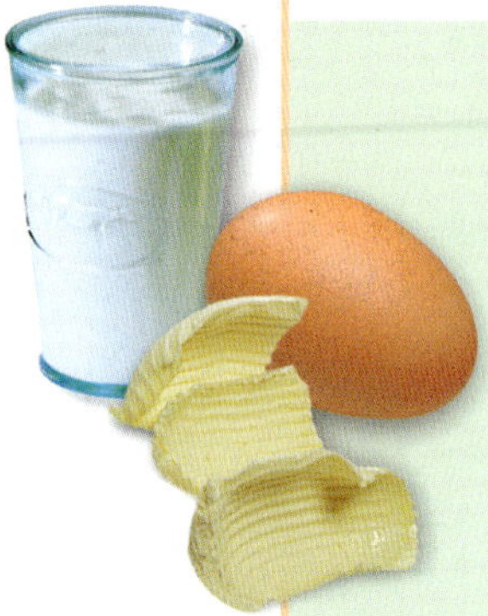

Purinfreie Lebensmittel

enthalten so gut wie keine Zellkerne; sie sind reine Reservestoffe von Tieren oder Pflanzen.

Beispiele für purinfreie Lebensmittel:

- Weißmehl
- geschälter Reis
- Haushaltszucker
- Milch
- Butter
- Margarine
- Pflanzenöle
- Eier

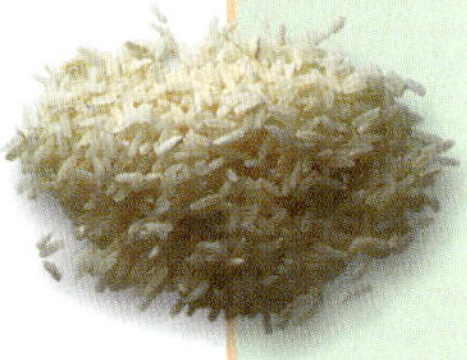

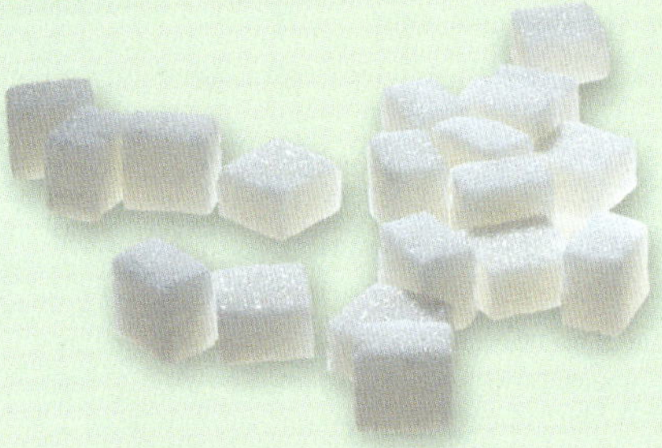

Purinarme Lebensmittel

sind Lebensmittel, deren Fette oder Kohlenhydrate in Zellen enthalten sind. Speck z. B. ist nicht ganz purinfrei, da er aus Fettzellen besteht und so DNS enthält. Auch Käse weist minimale Purinmengen auf, die von Mikroorganismen stammen, die für die Käseherstellung wichtig sind. Randschichten von Getreidekörnern enthalten Zellen, also auch Purine.

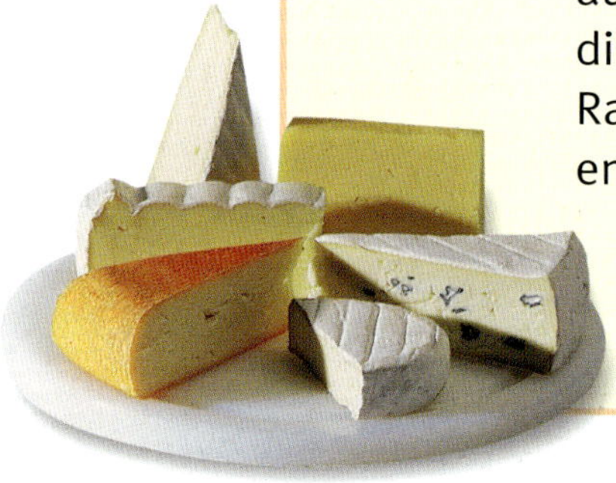

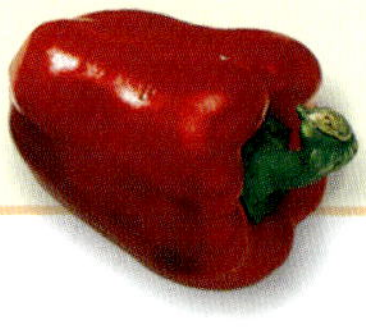

Purinreiche Lebensmittel

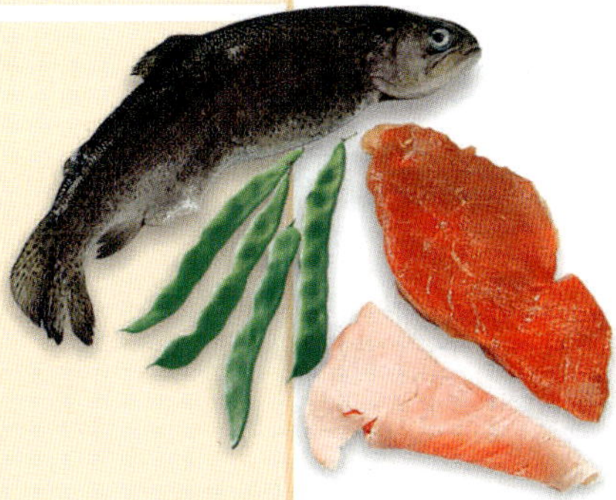

stammen aus tierischen Organen, die reich an Zellkernen sind wie die meisten Innereien oder/und einen aktiven Stoffwechsel aufweisen, wie beispielsweise während des Wachstums. Auch pflanzliche Lebensmittel können purinreich sein, speziell wenn man den Puringehalt pro übliche Portion (und nicht pro 100 g) berechnet.

Beispiele für purinreiche Lebensmittel:

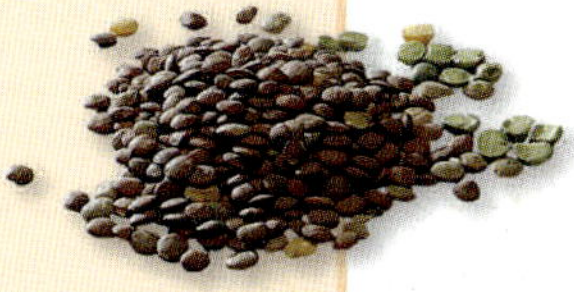

- alle Innereien
- Fleisch
- Fisch
- Erbsen, Linsen, Brokkoli, Rosenkohl

Deshalb ist Vollkornmehl purinreicher als Weißmehl. Purinarm sind fast alle Obstarten und deren Säfte.

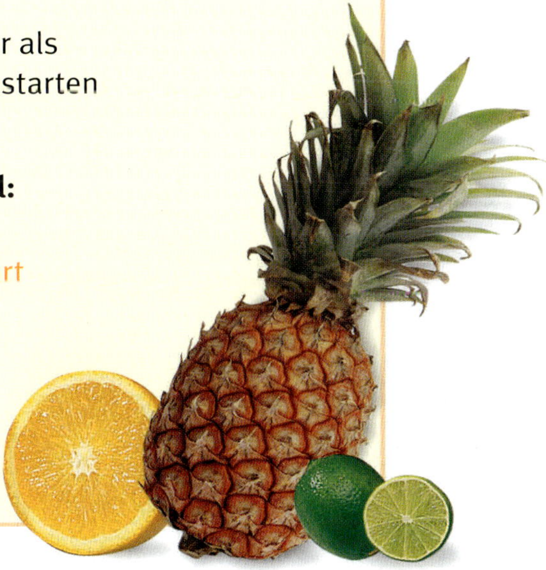

Beispiele für purinarme Lebensmittel:

- Obst und Obstsäfte
- Milchprodukte wie Käse und Joghurt
- Kartoffeln
- Gemüse (außer Hülsenfrüchten und Kohl)

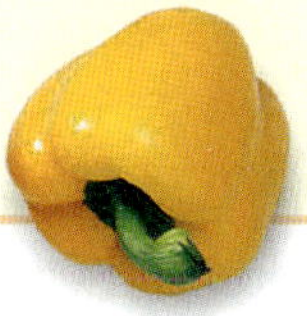

So können Gemüse-Purine in der Harnsäurebilanz durchaus zu Buche schlagen.

Vor allem bei den purinreichen Lebensmitteln kommt es schließlich auch darauf an, wie häufig und wie viel man davon isst. Insofern folgt die Lebensmittelauswahl bei der Gicht einer Diät, die sich durch das Gebot auszeichnet, nur kleine Mengen an purinreichen Lebensmitteln zu sich zu nehmen und an ihrer Stelle Eiweißlieferanten wie Milchprodukte zu bevorzugen. Sehr purinreiche Lebensmittel sollten Sie ganz meiden oder zumindest deren Genuss extrem einschränken. Wie gesagt: Die Menge macht's.

Über den Umgang mit Lebensmitteltabellen

INFO

In den gängigen, modernen Tabellen wird heutzutage angegeben, wie viel Harnsäure *(»mg Harnsäure«)* maximal aus den Purinen des angegebenen Lebensmittels im Stoffwechsel entsteht (s. unsere Purintabelle im Buchumschlag und Anhang).

Purin-Angaben in Lebensmitteltabellen können leider sehr unterschiedlich ausfallen: Sie werden entweder als *»Purin«*, als *»Purin-N«* (d. h. Purin-stickstoff) oder als *»Harnsäure«* aufgeführt. Die Angabe als »Purin-N« stammt noch aus der Zeit, in der der Purinstickstoff chemisch bestimmt wurde – eine mittlerweile überholte Methode!

Aufgrund neuer Analyseverfahren kann heute der Puringehalt eines Lebensmittels genauer bestimmt werden. In neueren Tabellen sind deshalb höhere Werte zu finden als in älteren. Viele Tabellen geben den Harnsäuregehalt nur pro 100 Gramm Lebensmittel an. Dadurch ist lediglich eine Nahrungsmittel-Einteilung nach geringem, mittlerem und hohem Puringehalt möglich.

Deshalb sind gelegentlich auch Kaviar und Anchovis in verzehrsüblichen Portionen erlaubt.

Für die Praxis besser geeignet sind jene Tabellen, die den **Harnsäuregehalt pro verzehrsüblicher Portion** angeben (s. vorderer und hinterer Umschlagbereich dieses Buches). Beispiele: Fleischextrakt hat einen sehr hohen Puringehalt bezogen auf 100 Gramm dieses Lebensmittels. Zum Würzen reicht jedoch eine Prise. Ein striktes Verbot, wie es früher üblich war, wäre deshalb nicht sinnvoll.

Sie können portionsbezogene Werte aber auch selber berechnen, wenn Sie die in Ihrem Haushalt üblichen Portionsgrößen kennen. Bereiten Sie z. B. ein Schnitzel aus 120 g Kalbfleisch, dann müssen Sie den Wert aus einer »100-g-Tabelle« mit 120/100 = 1,2 multiplizieren. Aus den Harnsäurewerten pro Portion können Sie durch einfache Addition Ihre tägliche Gesamtpurinzufuhr bzw. Ihre täglich zugeführte Gesamtharnsäuremenge überprüfen.

Auf die Harnsäureangaben moderner Tabellen kann man sich verlassen. Versuchen Sie deshalb, möglichst neue Tabellen zu verwenden. (Ein modernes Beispiel wurde für Sie auf den vorderen und hinteren Umschlaginnenseiten und im Anhang abgedruckt.) Welche Wirkung die Nahrungspurine auf den Harnsäurespiegel haben, lässt sich nur annähernd voraussagen, **denn Lebensmitteltabellen geben nur die Gesamtpurine bzw. -harnsäure an und sagen nichts über die jeweiligen Werte für RNS und DNS aus**. Da man aber über den Tag verteilt viele verschiedene Lebensmittel isst, gleichen sich die Schwankungen im Puringehalt der einzelnen »Fraktionen« wieder aus.

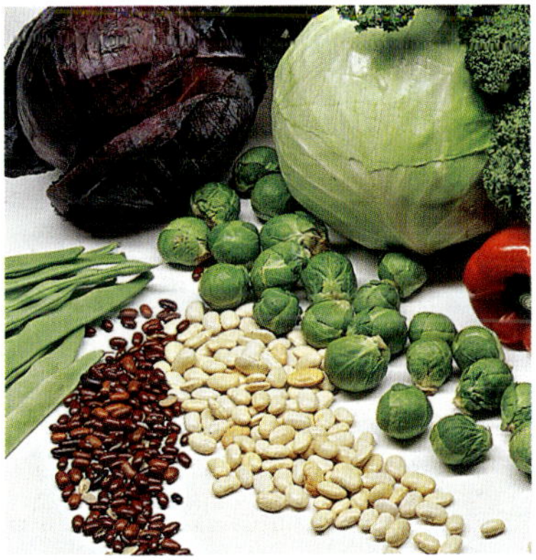

Vegetarische Ernährung muss für den Gichtpatienten nicht unbedingt günstiger sein.

Manche Tabellen geben auch den Harnsäurewert **pro 100 Kilokalorien** an. Bezugsgröße ist hier der Energiegehalt eines Lebensmittels. Vergleicht man einzelne Lebensmittel, stellt man überrascht fest, dass manche Lebensmittel, die traditionell als purinreich gelten (z. B. Fleisch), pro 100 Kilokalorien nicht mehr

Tipp

Zusätzlich zu den portionsabhängigen Harnsäurewerten eines Lebensmittels sollten Sie auch die Angaben zu den Portionsgrößen selbst beachten:
Die üblichen Portionsgrößen schwanken stark, da sie von den Verzehrsgewohnheiten und -moden abhängig sind. Auch ändert die Lebensmittelindustrie bisweilen die Portionsgrößen, ohne ausdrücklich darauf hinzuweisen!

Purine enthalten als solche, die früher als purinarm galten (z. B. Gemüse wie Hülsenfrüchte oder Spinat). Anders gesagt: Eine fleischlose Mahlzeit aus Gemüse und Getreide kann – bei unbedachter Auswahl – genauso viele Purine wie eine Fleischmahlzeit enthalten. Deshalb hat man die Diätvorschriften geändert und gesteht dem Gichtpatienten wahlweise eine mittelgroße Fleisch- **oder** Gemüseportion am Tag zu.

Mit steigendem Verbrauch von Soft-Drinks bzw. mit Zucker gesüßten Getränken soll nach einer Amerikanischen Studie das Gichtrisiko zunehmen; eigene Erfahrungen bestätigen dies nicht. Diätgetränke ohne Fruchtzucker führen jedenfalls nicht zu einem erhöhten Gichtrisiko.

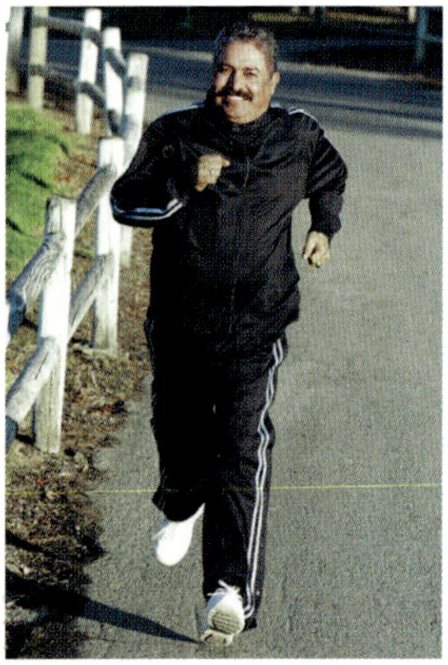

Ob Sie zu viel oder zu wenig essen, können Sie an Ihrem Gewicht ersehen. Falls Sie zunehmen, stimmt Ihre Energiebilanz nicht: Sie müssen Ihre Kalorienzufuhr einschränken und sich mehr bewegen!

Auch Ihr (Über)Gewicht spielt eine Rolle

Wer zu viel Körperfett mit sich trägt und übergewichtig ist, der isst zu viel oder hat seine körperlichen Aktivitäten eingeschränkt. Mit dem Mehr an Essen geht aber auch die Purinzufuhr in die Höhe, es sei denn, dass das Zuviel ausschließlich aus purinarmen Gerichten besteht, wie beispielsweise aus Buttersemmeln. Dies ist jedoch sehr selten. Unter den Gicht-Männern »im besten Mannesalter« befinden sich nur sehr wenig schlanke Exemplare!

Die Diät des Gichtkranken wird also auch von seinem Gewicht bzw. Übergewicht mitbestimmt. Falls Sie übergewichtig sind, sollten Sie versuchen, Ihr Normalgewicht (s. Abschnitt: »Übergewicht und Fasten« auf Seite 72) zu erreichen.

Untersuchungen haben gezeigt, dass allein durch eine **langsame Gewichtsabnahme** die Harnsäurewerte gesenkt werden können. Von Radikalkuren (Nulldiät, strenges Fasten) ist jedoch dringend abzuraten, denn bei strengen Fastenkuren können die Plasmaharnsäurewerte auf 10 bis 12 mg/dl steigen und Gichtanfälle auslösen. Gichtpatienten sollten schon deshalb langsam abnehmen und versuchen, ihr Ernährungsverhalten auf Dauer zu ändern.

Gerade der **Energiebedarf** spielt nämlich eine wesentliche Rolle bei der **Energiebilanz** Ihres Körpers. Nehmen Sie zu, entspricht Ihre Energiezufuhr nicht Ihrem Energieverbrauch. Wenn Sie z. B. von einem Energiebedarf von ca. 2000 Kilokalorien pro Tag für sich ausgehen (= durchschnittlicher Energiebedarf bei 35- bis 50-jährigen Männern) kann schon eine **Beschränkung auf 1500 Kilokalorien pro Tag** eine spürbare Gewichtsabnahme bringen. **Aber Vorsicht:** Abmagerungskuren, die weniger als 1000 Kilokalorien pro Tag liefern, gehören nicht in die Gichtbehandlung.

Viele Menschen überschätzen häufig ihre körperlichen Aktivitäten – in Wahrheit »bewegen« sie sich lediglich auf Rolltreppen, in Aufzügen oder in Verkehrsmitteln. Der größte Teil der Menschen in Mitteleuropa verrichtet nur leichte Arbeit, sei es sitzend hinter dem Schreibtisch, sei es vor der Werkbank, sei es auf dem Bagger oder Traktor. Selbst gelegentliches körperliches Zupacken spielt, bezogen auf einen gesamten Arbeitstag, kaum eine Rolle.

Informationen zu Normalgewicht und Energiebedarf s. Seite 73 und 74.

Purinarme Diät und Erfolgskontrolle

Grundlage der Gichtbehandlung ist – wie nun schon mehrfach erwähnt – die gichtgerechte, d. h. purinarme Ernährung. Wissenschaftliche Untersuchungen haben gezeigt, dass es allein durch purinarme Diät möglich ist, erhöhte Harnsäurewerte zu normalisieren, das heißt **auf 5,5 mg/dl oder darunter zu senken**. Da die ererbte Anlage für Gicht ein Leben lang bleibt, muss auch die Diät konsequent eingehalten werden.

Am wirksamsten wäre natürlich die **streng purinarme Diät**, deren Harnsäuregehalt auf 300 mg Harnsäure pro Tag begrenzt ist und die eine wöchentliche Harnsäuremenge von maximal 2000 mg vorsieht. Da diese Diät auf Dauer nicht durchführbar ist, wird sie nur in bestimmten Situationen, wie z. B. zur Auflösung von Steinen in der Niere, angewandt.

Im Gegensatz zur **streng purinarmen** Diät ist die **purinarme Diät** problemlos einzuhalten.

Die **purinarme Diät** ist patientengerechter und ermöglicht einen Speiseplan, der auch auf lange Sicht erfolgreich eingehalten werden kann. Damit Sie sehen, wie schmackhaft und abwechslungsreich eine gichtgerechte Kost gestaltet werden kann, wurde für Sie im letzten Kapitel dieses Buches exemplarisch ein Wochenplan einer **purinarmen Diät** aufgestellt (s. Seite 135 bis 151). Den Erfolg Ihrer Diätbemühungen können Sie mit Hilfe der Harnsäurebestimmung kontrollieren lassen. Zu Beginn einer purinarmen Diät sinken die Harnsäurewerte im Blut allmählich ab und erreichen innerhalb von fünf bis zehn Tagen den neuen, der Diät entsprechenden Wert.

Bereits nach einer Woche können Sie also den Erfolg Ihres neuen Speiseplans kontrollieren lassen und, falls nötig, Ihre Ernährungsweise korrigieren.

In den meisten Fällen müssen Gichtkranke eine purinarme Diät einhalten. Sie sieht maximal 500 mg Harnsäure pro Tag und höchstens 3000 mg Harnsäure pro Woche vor.

Diabetes, Fastenkuren und Alkohol – was stört die Harnsäureausscheidung?

Bei schlecht eingestelltem Diabetes, also bei häufig entgleisenden Stoffwechselsituationen, kommt es im Körper zu einer biochemischen Situation, die mit dem Fachbegriff *Ketoazidose* beschrieben wird. Ketoazidose bedeutet, dass im Blut und im Urin vermehrt bestimmte Säureverbindungen auftreten, so genannte Ketonkörper. Es kommt also zu einer »Übersäuerung« des Blutes.

Die **Ketoazidose** hemmt die Harnsäureausscheidung in der Niere, und der Harnsäurespiegel im Plasma steigt dementsprechend an. Bei gut behandeltem, gut »eingestelltem« Diabetes kommt es dagegen nicht zur Ketoazidose, der Patient ist nicht gefährdet. Auch bei der Fastenkur entsteht im Rahmen des »Hungerstoffwechsels« die erwähnte Ketoazidose (s. auch Seite 74). Manche Kliniken und Sanatorien kontrollieren deshalb die Einhaltung einer strengen Diät mittels Messung der Ketoazidose und der Harnsäurespiegel.

Bei einer Fastenkur reagiert der Organismus »sauer«.

Zum Schluss noch einmal einige Bemerkungen zum Thema Alkoholika. Auch nach Alkoholgenuss entsteht, mit einer Verzögerung von wenigen Stunden, eine Ketoazidose, die etwas länger anhält als der Alkoholspiegel im Blut. (Der »Kater« hält ja auch länger an!) Die Höhe der Ketoazidose entspricht der zugeführten Alkoholmenge, gleichgültig aus welcher »Quelle« der Alkohol stammt. Rotwein führt häufiger zu Gichtanfällen als Weißwein, nicht weil er rot ist, sondern weil er mehr Alkohol als Weißwein besitzt.

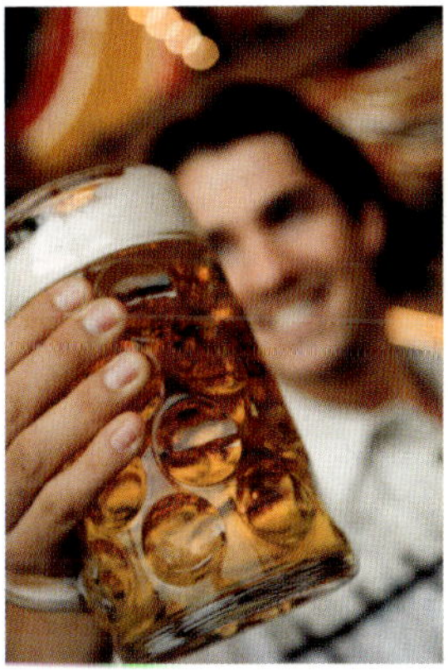

ACHTUNG

Bier belastet den Stoffwechsel in doppelter Hinsicht, weil es eine Ketoazidose erzeugt und Purine enthält.

Die meisten Alkoholika enthalten im Übrigen keine Purine (sie erhöhen die Harnsäurewerte – wie schon gesagt – aus anderen Gründen). Bier ist hier die Ausnahme – es enthält sogar relativ viel Purine. Alkoholfreies Bier enthält übrigens etwa genauso viele Purine wie gewöhnliches Bier.

Geringe Mengen Alkohol führen nicht zu einem Harnsäureanstieg im Blut. Ein absolutes Alkoholverbot ist deshalb unnötig. Auch hier gilt: Möglichst wenig, aber dafür möglichst gut! Maßhalten ist

Vor allem Menschen, die viel und regelmäßig Alkohol trinken, laufen Gefahr, an einer chronischen Gicht zu erkranken.

die Regel, nicht die völlige Abstinenz! Gefährlich jedoch ist die regelmäßige Alkoholzufuhr in größeren Mengen; das »Dauertrinken« kann sogar besonders riskant sein, auch wenn die Betroffenen in der Lage sind, ihrem Beruf erfolgreich oder »unauffällig« nachzugehen. Der Beweis ist einfach erbracht: Harnsäurespiegel, die sich um 10 mg/dl bewegen, sinken nach Alkoholabstinenz um 3 mg/dl oder mehr.

Nicht zuletzt spielt auch das Alter der Gichtkranken eine Rolle. Es ist bekannt und wohl auch richtig, dass ältere Menschen Alkohol weniger gut vertragen als junge.

Einige Ernährungsratschläge zum Schluss

Betrachten Sie die folgenden Ratschläge nicht als einengende Diätvorschriften, sondern als Empfehlungen für eine gichtgerechte Ernährungsweise. Mit einer purinarmen Kost bewegen Sie sich im Rahmen einer vernünftigen, ausgewogenen und modernen Ernährung, die gut schmeckt und die Sie einfach zubereiten können. Die sieben Rezepte und Tagespläne, die wir im Anschluss an Seite 137 für Sie abgedruckt haben, sind als Anregung zu verstehen: Sie sollen demonstrieren, wie viele Möglichkeiten es gibt, mit Gemüse, Salat, Fleisch und Fisch purinarm zu kochen.

Vorweg die Ernährungsratschläge im Einzelnen:

1. Tauschen Sie purinreiche Lebensmittel gegen purinarme aus. Berücksichtigen Sie dabei in erster Linie den Puringehalt pro Portion, denn von manchen Nahrungsmitteln isst man viel, von anderen wieder weniger. Die Tabelle im vorderen und hinteren Umschlagbereich hilft Ihnen dabei.

2. Purinreiche Lebensmittel wie Innereien oder Hülsenfrüchte sind **nicht grundsätzlich** verboten. Hier ist es jedoch besonders wichtig, die Harnsäurewerte pro Portion zu berechnen und im Zweifelsfall eine kleinere Portion zu verzehren. Der Genuss hängt nicht von der Portionsgröße ab – sagte schon Oscar Wilde.
3. Bevorzugen Sie als Eiweißquellen Milch und Milchprodukte wie Quark und Käse. Auch Brot und Kartoffeln sind wichtige Proteinlieferanten. Wenn Sie diesen Tipp befolgen, wird es Ihnen leichter fallen, nur einmal täglich eine kleine Portion Fleisch, Wurst, Geflügel oder Fisch zu verzehren.
4. Trinken Sie mindestens zwei Liter Wasser täglich (im Sommer sogar mehr)! Das hilft der Niere, die Harnsäure auszuscheiden, und beugt einer Steinbildung in den Harnwegen vor. Empfehlenswert sind Mineralwässer, Limonade, (eventuell verdünnte) Fruchtsäfte, Kaffee oder Tee. Die Purine in Kaffee und Tee werden nicht zu Harnsäure abgebaut – Kaffee und Tee sind deshalb nicht verboten. Das gilt auch für Kakao, bei dem allerdings der Kaloriengehalt zu beachten ist. Wenn Sie an einer Herz- oder Nierenerkrankung leiden, fragen Sie Ihren Arzt, wieviel Sie täglich trinken dürfen.
5. Zum Mittag- und Abendessen dürfen Sie sich eine kleine Portion Bier oder Wein genehmigen, falls Ihr Arzt nicht davon abgeraten hat. Bedenken Sie aber, dass alkoholische Getränke in der Kalorienbilanz zu Buche schlagen. Solange Sie Übergewicht haben, sollten Sie hier zurückhaltend sein.
6. Zum Schluss noch einmal die Grundregel jeder gesundheitsbewussten Ernährung: **Kontrollieren Sie regelmäßig Ihr Gewicht!** Versuchen Sie, Ihr Normalgewicht zu erreichen und zu halten. Eine kalorienkontrollierte und purinarme Ernährung ist langfristig der beste Weg, die Gicht zu vermeiden.

Purinarm kochen – Rezeptvorschläge für 7 Tage

von Brigitte Zöllner

Das letzte Kapitel stellt Ihnen beispielhaft einen Diät-Wochenplan vor, der eine purinarme und kalorienreduzierte Ernährungsweise berücksichtigt. Sie werden sehen, wie abwechslungsreich trotzdem Ihr Speiseplan gestaltet werden kann.

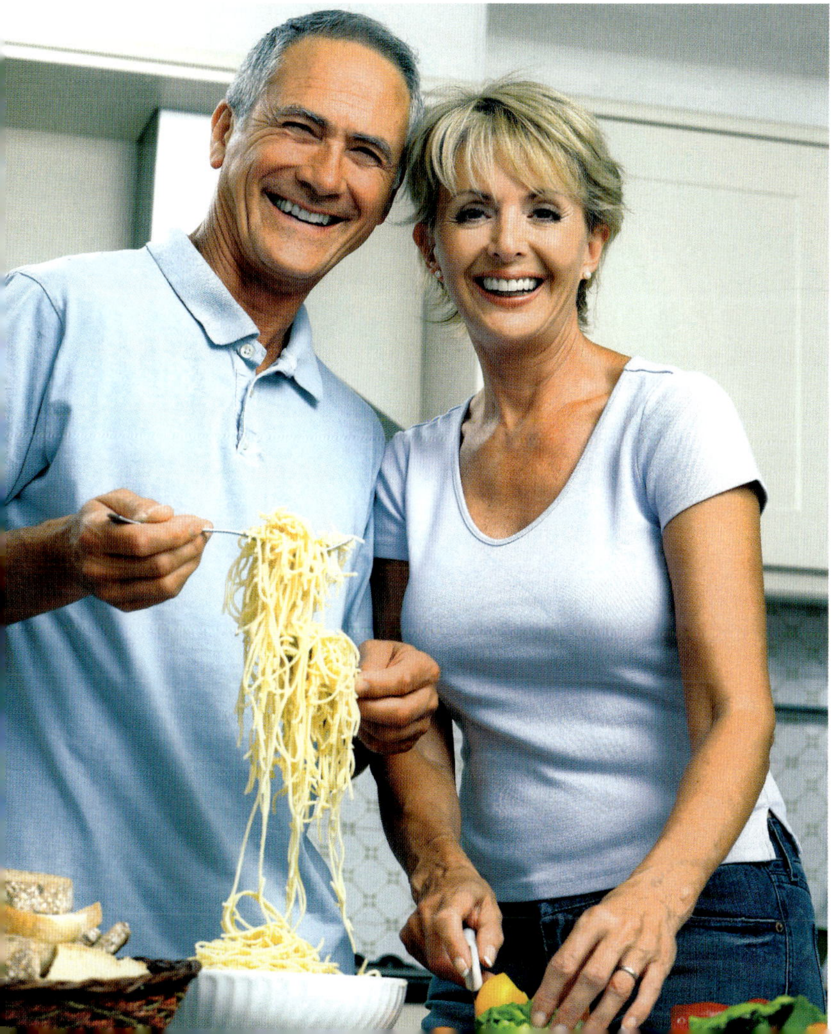

Hinweise zu den Tagesplänen

Der folgende Diät-Wochenplan mit 7 Tagesplänen und Rezepten dient als Beispiel für eine **purinarme Diät**, die maximal **500 mg Harnsäure (HS) am Tag, jedoch maximal 3000 mg HS in der Woche** vorsieht.

- Zum Abbau von Übergewicht und zur Erhaltung des Normalgewichts sind die Tagespläne auf eine **Energiezufuhr von 1500 kcal** begrenzt.
- Genaue Zutatenmengen in Gramm (g) finden Sie vor allem bei den purinhaltigen Nahrungsmitteln (z. B. bei Fleisch, Fisch, Gemüse).
- Dementsprechend sind auch die jeweiligen Harnsäuremengen (mg HS) lediglich bei diesen Lebensmitteln angegeben.
- Purinfreie Lebensmittel und Getränke wie Mineralwasser, Kaffee und Tee dürfen in den üblichen Mengen konsumiert werden.
  Purinarme Lebensmittel (wie z. B. Käse) können ebenso zusätzlich gegessen werden – beachten Sie jedoch immer auch den Kaloriengehalt!
- Zu den Mahlzeiten können Sie zusätzlich eine Portion Blattsalat essen (beispielsweise Kopfsalat, Endivie, Frisée, Batavia). Er ist nicht anrechnungspflichtig (Portion unter 5 mg HS).
- Das Sternchen (*) finden Sie bei allen purinarmen Lebensmitteln, deren Harnsäuregehalt pro Portion unter 5 mg liegt.
- Alle Mengen- und Kalorienangaben der Tagespläne beziehen sich auf 1 Person.
- Mittag- und Abendessen eines Tagesbeispiels dürfen Sie – ebenso wie die Zwischenmahlzeit – untereinander austauschen.
- Gehen Sie sparsam mit Süßem um.
- Bratfette oder -öle gehören nur zum Braten und dürfen aus der Pfanne nicht ins Essen gelangen. Als Streich- und Kochfette sollten Sie Margarine, wenig Butter, vor allem aber gute Pflanzenöle (z. B. Sonnenblumen-, Raps-, Maiskeim-, Soja- oder Olivenöl) bevorzugen.
- Damit Sie die begrenzte Harnsäurezufuhr genau einhalten können, sind die Zutaten in essfertiger Menge angegeben, d. h. das Gemüse ist geputzt gewogen, Fleisch und Geflügel ohne Haut und Knochen, Obst in der Stückzahl angegeben, wenn nötig auch mit Gewichtsangabe.

Gebräuchliche Mengen- und Portionsangaben

1/8 Liter	125 ml	1 EL Haferschmelzflocken	15 g
1 kleines Glas Saft	100 ml	1 EL Zucker, leicht gehäuft	20 g
1 Tasse Flüssigkeit	150 ml	1 TL Mehl, Stärkemehl, Grieß	5 g
1 Glas Flüssigkeit	200 ml	1 TL Zucker	5g
1 Schulpäckchen Trinkmilch	200 ml	1 kleine Forelle	200 g
1 Hotelpäckchen Butter	20 g	Filets von 1 kleinen Forelle	100 g
1 TL Öl, Butter, Margarine	5 g	1 kleine Platte TK-Fischfilet	100 g
1 EL Öl	10 g	1 kleine Scheibe roher Schinken	10 g
1 Ei	60 g	1 Scheibe gekochter Schinken	25 g
1 Eigelb	20 g	1 Scheibe Putenschinken	15 g
1 EL geriebener Käse	20 g	1 Portion Blattsalate	30 g
1 EL Crème fraîche	25 g	1 kleiner Apfel, geschält	100 g
1 Scheibe Schnittkäse	20 g	1 Kartoffel, eigroß	60 g
1/2 P. Frischkäse	30 g	1 kleine Möhre, geschält	50 g
1 Becher Joghurt	150 g	1 mittelgroße Möhre, geschält	100 g
1 Brötchen	45 g	1 Grapefruit, filetiert	100 g
1 Scheibe Toastbrot	25 g	1 Navelorange, geschält	150 g
1 Scheibe Mischbrot	50 g	1 kleine Banane, geschält	100 g
1 Scheibe Vollkornbrot	40 g	1 Tomate, mittelgroß	100 g
1 kleines Baguette	250 g	1 Tomate, klein	50 g
1 Scheibe Knäckebrot	10 g	3 kleine Tomaten (= 1 Portion)	150 g
1 gestr. EL Semmelbrösel	10 g	1 Kirschtomate	10 g

Abkürzungen

TL	Teelöffel	mg	Milligramm
EL	Esslöffel	ml	Milliliter
gestr. EL	gestrichener Esslöffel	l	Liter
Msp.	Messerspitze	TK	Tiefkühlkost
Bd.	Bund	kcal	Kilokalorien
P.	Päckchen	HS	Harnsäure
g	Gramm	*	in nicht nennenswerter Menge (< 5 mg HS pro Portion)
kg	Kilogramm		

1. Tag

		Harnsäure (mg):
Frühstück	Kaffee oder Tee	
	1 Scheibe Weizenvollkornbrot	30
	2 TL (10 g) Butter oder Margarine	
	2 TL Konfitüre oder Honig	*
	1 Ei, weich gekocht oder als Spiegelei	
Zwischenmahlzeit	1 Becher (150 g) Joghurt, fettarm	*
Mittagessen	**Rezept 1 Ratatouille mit gegrillten Lammkoteletts**	220
	Obst (150 g)	25
Abendessen	**Spaghetti mit Tomatensugo:**	
	60 g Spaghetti, roh	40
	1 EL gehackte Zwiebeln	*
	1 EL Öl	
	200 g pürierte Tomaten	20
	1 EL (15 g) geriebener Parmesankäse	
	Dazu: Grüner Salat	*
	Obst:	
	150–200 g frisches Obst, z. B. Beeren, Birne, Apfel oder Kiwi	25
	Tages-Harnsäuremenge:	**360 mg**
	Tages-Kalorienzahl:	**ca. 1500 kcal**

Rezept 1: Ratatouille mit gegrillten Lammkoteletts

Das Gemüse und die Zwiebel in kleine Stücke bzw. Würfel schneiden. Aubergine danach mit Salz bestreuen, kurz ruhen lassen. Anschließend mit Küchenkrepp abtupfen.
Zwiebel und Knoblauch in Öl andünsten. Gemüse dazugeben, mit Pfeffer und den Kräutern abschmecken, zugedeckt ca. 15 Minuten gar schmoren.
Falls nötig, etwas heißes Wasser zugießen. Die Lammkoteletts ebenfalls würzen und von beiden Seiten grillen oder kurz in Öl anbraten. Mit Toast oder Baguette servieren.

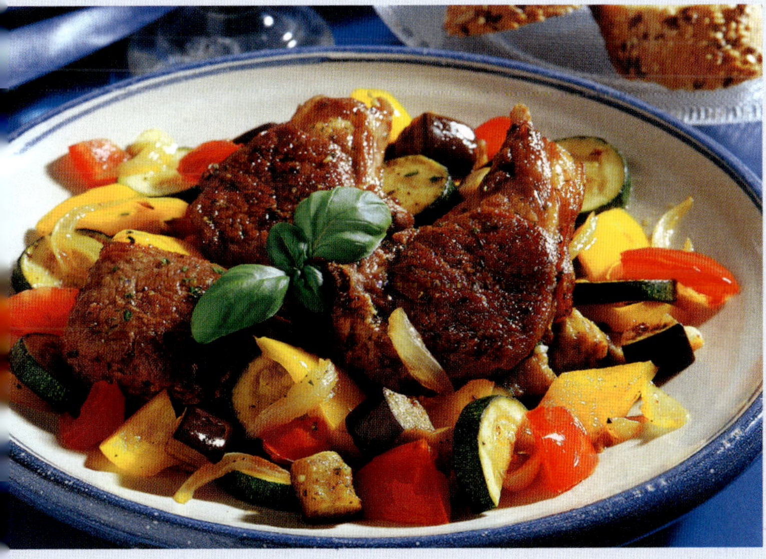

Zutaten

Für 1 Portion	Harnsäure (in mg):
400 g frisches Gemüse, z. B.:	
1 kl. Aubergine (ca. 100 g)	20
1 Paprikaschote (ca. 100 g)	10
1 kl. Zucchini (ca. 50 g)	10
1 Tomate (ca. 100 g)	10
1 Zwiebel (ca. 50 g)	10
1 fein geschnittene Knoblauchzehe, Salz	
2 TL Olivenöl	
Pfeffer, Kräuter der Provence	
3 kl. (200 g) Lammkoteletts (100 g ohne Knochen)	140
2 Scheiben (Vollkorn-)Toast oder Baguette	20
kcal:	**ca. 540**
Harnsäure:	**220 mg**

2. Tag

		Harnsäure (mg):
Frühstück	Kaffee oder Tee	
	2 Scheiben Toastbrot	
	oder 1 Brötchen	20
	2 TL (10 g) Butter oder Margarine	
	3 EL Cornflakes mit Milch	15
Zwischenmahlzeit	wie am 1. Tag	*
Mittagessen	Rezept 2 **Putengeschnetzeltes mit Rösti**	255
	Dazu: Grüner Salat	*
Abendessen	**Belegtes Baguette:**	
	6 bis 8 dünne Scheiben oder 1 gr. Stück (50 g) Baguette	30
	50 g Camembert	15
	30 g Hüttenkäse, fettarm	5
	1 Scheibe (30 g) Emmentaler Käse	5
	Radieschen, (Eis-)Salatblatt	*
	1 mittelgroße (100 g) Tomate	10
	Obst:	
	wie am 1. Tag	25
	Tages-Harnsäuremenge:	**380 mg**
	Tages-Kalorienzahl:	**ca. 1425 kcal**

Rezept 2: Putengeschnetzeltes mit Rösti

Das Fleisch in Butter oder Margarine anbraten und würzen. Zugedeckt schmoren, dabei nach und nach Gemüsebrühe zugießen. Evtl. etwas Saucenbinder darüber geben, aufkochen und Sahne unterrühren.

Für die Rösti die gekochten Kartoffeln pellen, grob raffeln und würzen.
Die Kartoffelmasse in 3 Portionen aufteilen, in eine gefettete Pfanne legen und mit einem Löffel flach andrücken.
Von beiden Seiten hellbraun braten.

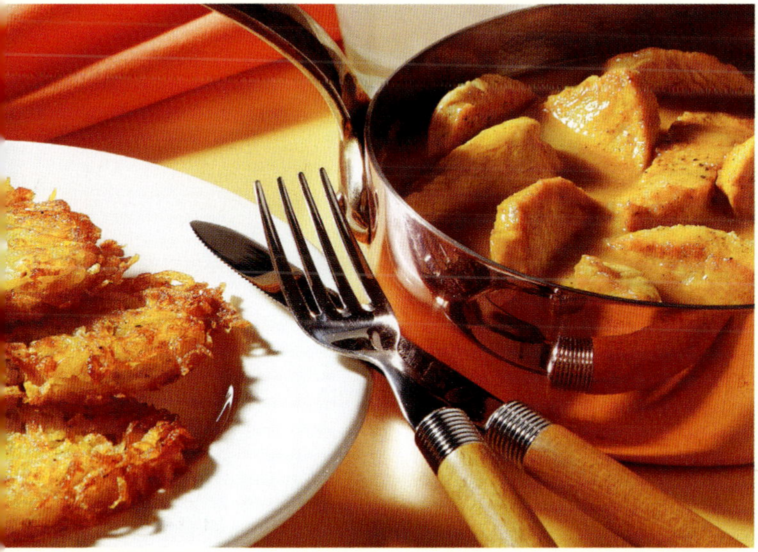

Zutaten

Für 1 Portion	**Harnsäure (in mg):**
150 g Putenfleisch (geschnetzelt)	225
2 TL (10 g) Butter oder Margarine	
Salz, Curry- oder Paprikapulver	
ca. 125 ml Gemüsebrühe	
evtl. 1 Msp. Speisestärke oder Saucenbinder	
1 EL Sahne (10 g)	
Für Rösti:	
200 g Pellkartoffeln	30
2 TL Öl	
Salz, Pfeffer	
oder 3 Rösti (tiefgefroren)	
kcal:	**ca. 490**
Harnsäure:	**255 mg**

3. Tag

		Harnsäure (mg):
Frühstück	wie am 1. oder 2. Tag	35
Zwischenmahlzeit	wie am 1. Tag	*
Mittagessen	Rettich- oder Radieschenrohkost:	
	100 g feine Rettich- oder Radieschenscheiben	10
	1 EL Schnittlauchröllchen	*
	1 TL Öl	
	Salz, Zitronensaft	
	Rezept 3 **Ofenkartoffel mit scharfer Sauce und Tsatsiki**	95
	Dazu: Grüner Salat	*
Abendessen	**Gemüseeintopf, chinesische Art:**	
	30 g chinesische Eier- oder Glasnudeln oder Reis	25
	150 g verschiedenes, frisches Gemüse:	
	z. B. Champignons oder chinesische Pilze,	
	Sojasprossen, Chinakohl und Möhren	20
	300 ml Gemüsebrühe	*
	1 TL Öl, Sojasauce, Ingwer	
	Salz, Pfeffer	
	Dazu: Asiatisches Reisgebäck oder Salzstangen (30 g)	20
	Obst:	
	1 Banane	25
	Tages-Harnsäuremenge:	**230 mg**
	Tages-Kalorienzahl:	**ca. 1400 kcal**

Rezept 3:
Ofenkartoffel mit scharfer Sauce und Tsatsiki

Kartoffel(n) in der Schale halb weich kochen. Anschließend in gefettete Alufolie hüllen, dabei die Folie oben etwas offen lassen. Bei 200 Grad fertig backen. Folie weiter öffnen und Kartoffel oben kreuzweise einschneiden. Salz, Butter oder Margarine in die Mitte geben.

Für die scharfe Sauce das Tomatenketchup mit Öl, etwas Wasser, fein gehackter Pfefferschote und Knoblauch mischen. Mit Salz, Paprika oder Cayennepfeffer kräftig abschmecken.

Für das Tsatsiki Joghurt mit geraffelter Gurke vermengen und mit Knoblauch, Salz, Dill und Zitronensaft mild würzen.

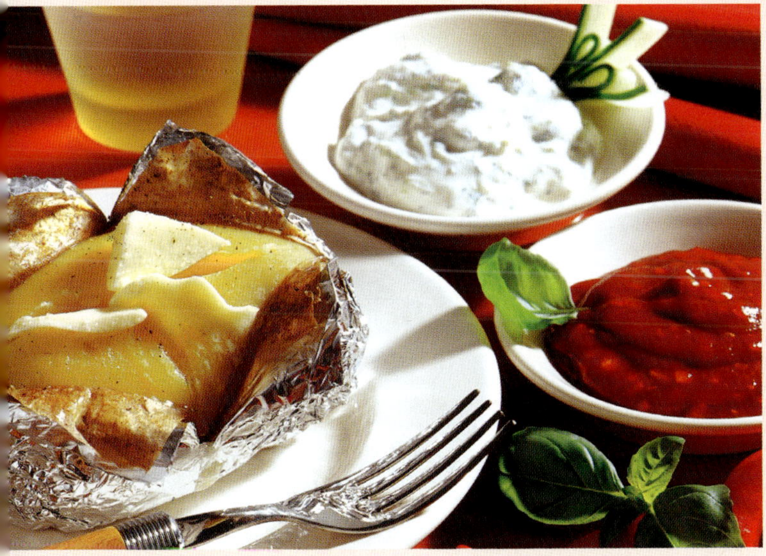

ZUTATEN

Für 1 Portion	Harnsäure (in mg):
1 große oder 2–3 kleine (400 g) mehlig kochende Kartoffel(n)	60
Fett für die Folien, Salz	
3 TL (15 g) Butter oder Margarine	
Für die scharfe Sauce:	
3 EL (50 g) Tomatenketchup	30
1 TL Öl	
1 kleine rote Pfefferschote, entkernt, fein gehackt	
evtl. 1 Knoblauchzehe	
Salz, Paprika oder Caynnepfeffer	
Für das Tsatsiki:	
1 Becher (150 g) Naturjoghurt, 3,5 % Fett	
100 g Salatgurke	5
Knoblauch, Salz, Dill, Zitronensaft	
kcal:	**ca. 600**
Harnsäure:	**95 mg**

4. Tag

		Harnsäure (mg):
Frühstück	wie am 1. oder 2. Tag	35
Zwischenmahlzeit	wie am 1. Tag	*
Mittagessen	**Tomaten-Bouillon:**	
	150 g frische Tomaten, püriert oder in Stücken	15
	100 ml Gemüsebrühe	*
	Zitronensaft	
	Pfeffer, Salz	
	Basilikum, Schnittlauch oder Petersilie	*
	Rezept 4 **Saltimbocca mit Zucchini-Auberginen-Gemüse**	330
	Panna Cotta mit pürierten Erdbeeren:	
	1/8 l Milch, 2 Blatt Gelatine, 1 TL Vanillezucker, 125 g Erdbeeren	20
Abendessen	**Kartoffel-Zucchini-Gratin:**	
	150 g gekochte Kartoffeln in Scheiben	25
	150 g Zucchini in Scheiben oder Würfeln	30
	150 ml Milch	
	1 Eigelb	5
	Salz, Paprikapulver	
	2 EL geriebener Käse	5
	Obst:	
	wie am 1. Tag	25
	Tages-Harnsäuremenge:	**490 mg**
	Tages-Kalorienzahl:	**ca. 1500 kcal**

Rezept 4: Saltimbocca mit Zucchini-Auberginen-Gemüse und Reis

Reis nach Packungsanweisung kochen. Inzwischen Zucchini und Auberginen klein schneiden, in Öl andünsten, würzen.

Schnitzel würzen, je 1 Salbeiblatt und 1 Scheibe Schinken darauf legen. Mit Zahnstochern feststecken und von beiden Seiten in wenig Öl anbraten. Herausnehmen, die Sauce mit etwas Wasser einkochen und entfetten.

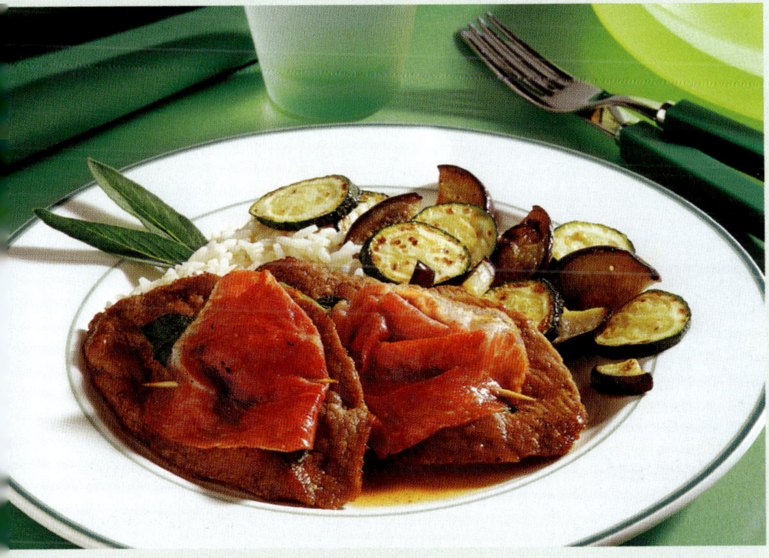

Zutaten

Für 1 Portion	Harnsäure (in mg):
60 g Reis, roh (z. B. parboiled)	50
200 g Zucchini und Auberginen	40
1 TL Öl	
Salz, Pfeffer	
2 dünne Kalbsschnitzel (zusammen 125 g)	200
2 Salbeiblätter, wenn möglich frisch	
2 Scheiben (25 g) roher Schinken	40
2 TL Öl	
kcal:	**ca. 570**
Harnsäure:	**330 mg**

5. Tag

		Harnsäure (mg):
Frühstück	wie am 1. oder 2. Tag	35
Zwischenmahlzeit	wie am 1. Tag	*
Mittagessen	**Bouillon mit Gemüse:**	
	50 g Suppengemüse (frisch oder tiefgefroren)	5
	200 ml Gemüsebrühe	*
	Schnittlauch oder Petersilie	*
	Rezept 5 Fischfilet auf Tagliatelle mit Rote-Bete-Salat	275
Abendessen	**Gratinierte Herzoginkartoffeln mit mariniertem Lauch:**	
	300 g festes Kartoffelpüree (z. B. mit 60 g Püreepulver)	35
	2 TL (10 g) Butter oder Margarine	
	1 Eigelb mit 2 EL Milch vermengt	*
	Fett für Folie	
	20 g geriebener Käse zum Bestreuen	5
	200 g Lauch (weißer Teil), gekocht	80
	Essig, Zitronensaft, Kräuter	
	1 EL Olivenöl	
	Obst:	
	wie am 1. Tag	25
	Tages-Harnsäuremenge:	**460 mg**
	Tages-Kalorienzahl:	**ca. 1470 kcal**

Rezept 5: Fischfilet auf Tagliatelle mit Rote-Bete-Salat

Rote Bete klein schneiden und in einer Marinade aus Essig, Öl, Salz und – je nach Geschmack – einigen zerstoßenen Anis-Samen anmachen und ziehen lassen.
Fisch mit Zitronensaft und Salz würzen. Über wenig Wasser 5 bis 10 Minuten dämpfen.
Für die Sauce zum Fisch etwas Sud abnehmen und mit Saucenbinder sämig rühren. Zuletzt wenig Butter oder Margarine unterheben. Inzwischen die Nudeln kochen. Alles zusammen auf einem Teller anrichten. Rote-Bete-Salat getrennt auf einem Teller dazu servieren.

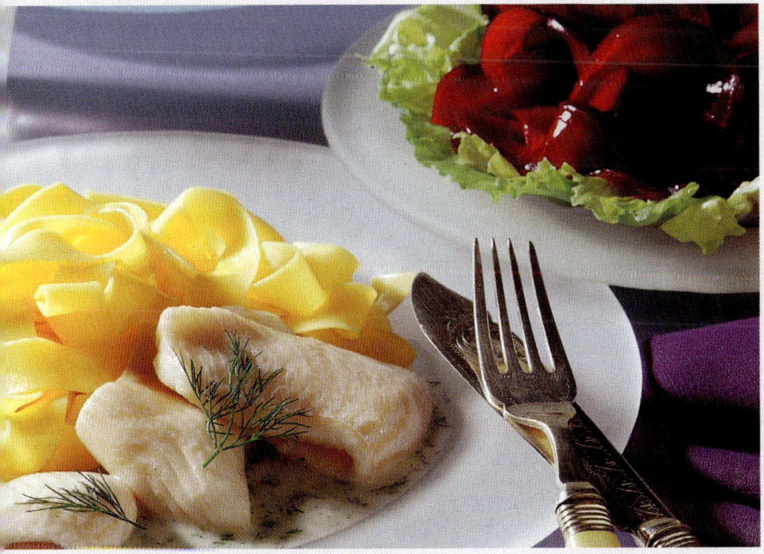

Zutaten

Für 1 Portion	**Harnsäure (in mg):**
200 g gekochte Rote Bete	40
1 EL milder Essig, z. B. Balsamessig	
1 TL Öl, Salz, evtl. Anis-Samen	
150 g frisches Fischfilet (je nach Jahreszeit: z. B. Scholle oder anderer Seefisch)	195
Zitronensaft	
1 Msp. Saucenbinder (Speisestärke)	
1 TL (5 g) Butter/Margarine	
60 g schmale Bandnudeln, roh (z. B. Tagliatelle)	40
kcal:	**ca. 490**
Harnsäure:	**275 mg**

6. Tag

		Harnsäure (mg):
Frühstück	wie am 1. oder 2. Tag	35
Zwischenmahlzeit	wie am 1. Tag	*
Mittagessen	Rezept 6 **Frittata mit Salat aus frischem Gemüse**	75
Abendessen	**Fleischbällchen am Spieß mit Gemüse und Tsatsiki:**	
	250 g Gemüse (1 Zucchini, 1 gelbe und 1 rote Paprika)	20
	100 g Putenhackfleisch	160
	1/4 Brötchen	5
	1 Eiweiß	*
	Salz, Pfeffer, scharfer Paprika	
	3 TL Olivenöl zum Bestreichen	
	Tsatsiki:	
	150 g Joghurt	
	100 g geraffelte Salatgurke	5
	Dill, Salz, Pfeffer, Knoblauch	
	Dazu: 1 Scheibe Vollkornbrot (50 g)	30
	Obst:	
	wie am 1. Tag	25
	Tages-Harnsäuremenge:	**355 mg**
	Tages-Kalorienzahl:	**ca. 1490 kcal**

Rezept 6:
Frittata mit Salat aus frischem Gemüse

Für diesen italienischen Eierkuchen die Kartoffeln pellen, klein würfeln, ebenso den Räucherschinken. In einer beschichteten Pfanne leicht anbraten. Kartoffeln darauf verteilen. Die verquirlten Eier würzen und darüber gießen. Mit Käse bestreuen und abgedeckt stocken lassen. Das Gemüse für den Salat klein schneiden. Mit Essig, Zitronensaft, Öl und Gewürzen anmachen und halbierte Oliven darüber verteilen.

Variation ohne Schinken: Gegartes Gemüse (Auswahl je nach Jahreszeit) in 1 TL Öl andünsten. Gehackte Kräuter darüber streuen. Eier darüber gießen.
Nach Belieben mit Käse verfeinern.

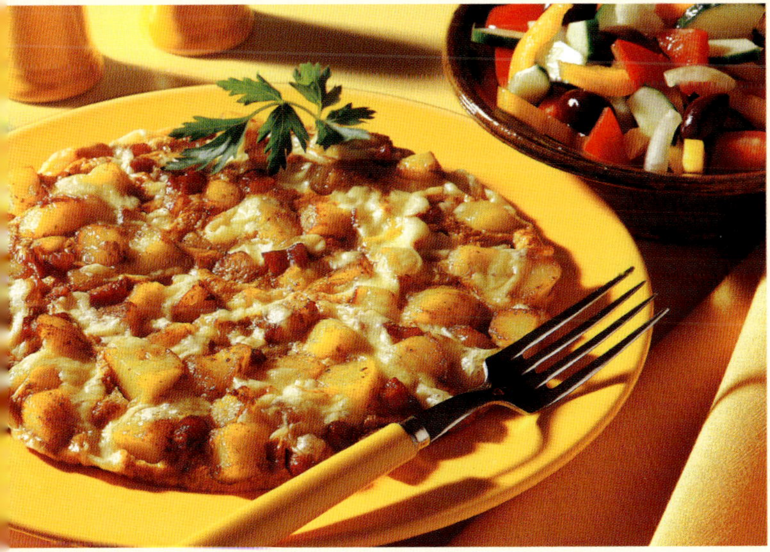

ZUTATEN

Für 1 Portion	**Harnsäure (in mg):**
100 g Pellkartoffeln	15
20 g Räucherschinken, roh, durchwachsen	25
2 Eier	
Pfeffer, Paprikapulver	
20 g geriebener Käse	5
Für den Salat:	
Etwa 250 g frisches Gemüse: z. B. 2 kleine (100 g) feste Tomaten, 1 Stück (100 g) Salatgurke, 1 kleine gelbe Paprikaschote, 1 kleine Zwiebel	20
2 TL Olivenöl, Balsamico-Essig	
Salz, Pfeffer, Zitronensaft	
3–4 schwarze Oliven (30 g)	10
kcal:	**ca. 535**
Harnsäure:	**75 mg**

7. Tag Vorschlag für einen Feiertag

		Harnsäure (mg):
Frühstück	wie am 1. oder 2. Tag	35
Zwischenmahlzeit	wie am 1. Tag	*
Mittagessen	Rezept 7 **Filetsteak mit Limettensauce, Gemüse und Röstkartoffeln**	260
	Dessert:	
	1 Portion Fruchteis oder Sorbet oder Obstsalat	25
	Kaffee und Kuchen:	
	z. B. 1 Stück Obstkuchen	50
Abendessen	**Belegtes Brot:**	
	50 g Käse oder 20 g Frischkäse	5
	25 g gekochter Schinken, mager	40
	50 g Weintrauben	10
	100 g Radieschen, 1 Tomate	10
	Dazu: 1 Scheibe Bauernbrot	20
	4 bis 5 Salzbrezeln oder 10 Salzstangen (Salzletten)	5
	Tages-Harnsäuremenge:	**460 mg**
	Tages-Kalorienzahl:	**ca. 1560 kcal**

Rezept 7: Filetsteak mit Limettensauce, Gemüse und Röstkartoffeln

Zuerst Pellkartoffeln kochen. Das Gemüse inzwischen säubern, in mundgerechte Stücke schneiden und weich dünsten. Würzen.

Das Filet mit 1 TL Öl bestreichen, kurz ruhen lassen. Kartoffeln pellen, längs halbieren und in 1 TL Öl hellbraun rösten. Fleisch würzen und von beiden Seiten bei mittlerer Hitze rosig braten. Die Bratensauce mit etwas Wasser und Limettenscheiben einkochen lassen und mit Sahne binden. Kartoffeln zusammen mit dem Steak auf einem Teller anrichten. Gemüse in einem Schälchen dazu servieren.

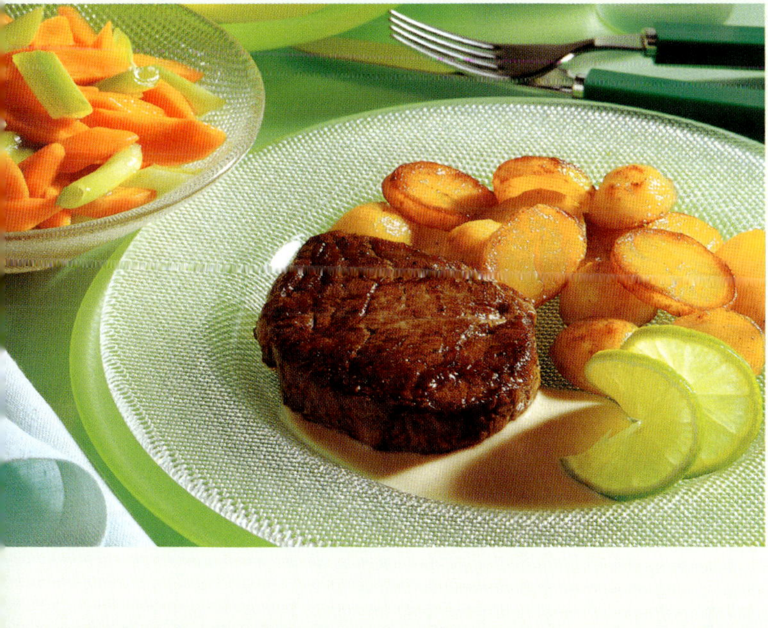

Zutaten

Für 1 Portion	Harnsäure (in mg):
150 g kleine Kartoffeln	25
200 g Gemüse (frisch oder tiefgefroren – je nach Jahreszeit): z. B. Spargel, Möhren, Lauch, Zucchini oder Auberginen	50
1 Scheibe (125 g) Filet vom Rind	185
2 TL Öl	
Pfeffer, Salz	
1–2 Limettenscheiben und etwas Limettensaft	
1 EL (10 g) Sahne	
kcal:	**ca. 420**
Harnsäure:	**260 mg**

Abbildungsverzeichnis

S. 5 links, 15: Goodshot / Jupiterimages
S. 5 Mitte, 6 rechts, 7, 55, 75, 119, 128, 135, Buchrückseite: BananaStock / Jupiterimages
S. 5 rechts, 53, 85: Creatas Images / Jupiterimages
S. 6 links, 93: Thinkstock Images / Jupiterimages
S. 6 Mitte, 105: Brand X pictures / Jupiterimages
S. 18, 25 rechts, 35, 38, 40, 88: Prof. Dr. N. Zöllner (Aut.) und Prof. Dr. H. Kellner, Med. Poliklinik der Universität München
S. 19: Photos.com / Jupiterimages
S. 20: Wilhelm Busch
S. 25 links, 44, 46 links, 49: S. Hirzel Verlag / Dr. Hans Bräuer
S. 28, 30, 32, 46 rechts, 51, 62, 64 links, 65 rechts, 66: S. Hirzel Verlag / Siri Mills
S. 31: S. Hirzel Verlag / Szczesny
S. 34: S. Hirzel Verlag / Martina Ibelherr / Jutta Setzer, bearb.
S. 37, 83, 86, 90, 95, 120, 153: Comstock Images / Jupiterimages
S. 41: Prof. Dr. N. Zöllner (Aut.) und Prof. Dr. H. Kellner, Med. Polikliniik der Universität München, Siri Mills (bearb.)
S. 43: S. Hirzel Verlag / Winfried Fischer / Siri Mills (bearb.)
S. 58, 60: S. Hirzel Verlag/ Jutta Setzer
S. 63, 99: S. Hirzel Verlag / Infochart GbR Peter Diehl
S. 64 rechts, 65 links, 124, 125, 127: S. Hirzel Verlag / Winfried Fischer
S. 68: S. Hirzel Verlag / Sonja Klebe
S. 69, 76: liquidlibrary / Jupiterimages
S. 80: S. Hirzel Verlag / Rainer Wecker, Siri Mills (bearb.)
S. 101: Botanikarchiv Laux
S. 107: Hirzel Verlag / Schmitz
S. 131: Polka Dot Images / Jupiterimages
S. 139 bis 151: Ulrich Kerth / S. Hirzel Verlag

Hinweis: Die auf den Abbildungen dargestellten Situationen sind nachgestellt.

Anhang

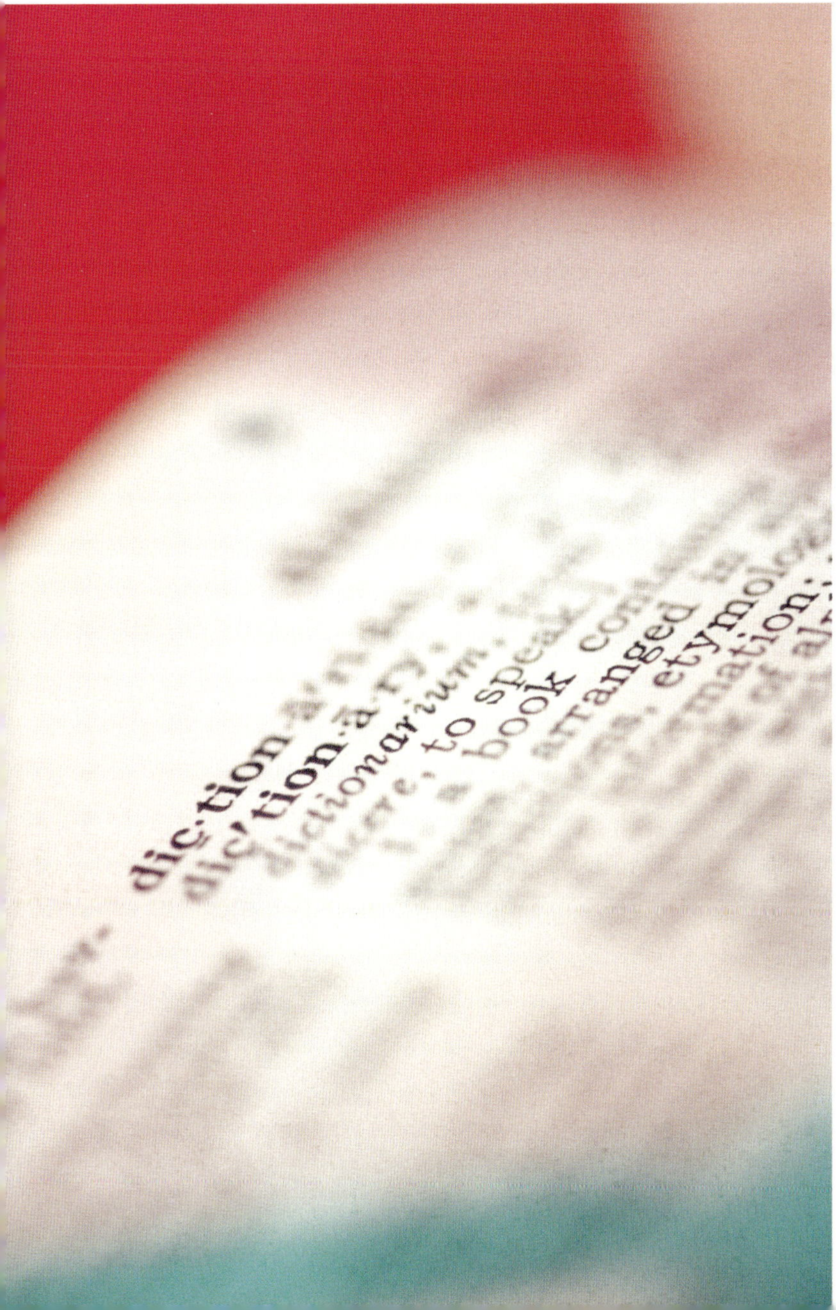

Wichtige Adressen

Bundeszentrale für gesundheitliche Aufklärung
Ostmerheimer Straße 220, 51109 Köln
Tel. 02 21/8 99 20, Fax 02 21/8 99 23 00
E-Mail: poststelle@bzga.de
Internet: www.bzga.de

Deutsche Hochdruckliga e.V. DHL®
Deutsche Hypertonie Gesellschaft
Deutsches Kompetenzzentrum Bluthochdruck
Berliner Straße 46, 69120 Heidelberg
Tel. 0 62 21/5 88 55-0, Fax 0 62 21/5 88 55-25
E-Mail: hochdruckliga@t-online.de
Internet: www.hochdruckliga.de
Herz-Keislauf-Telefon:
Montag – Freitag: 9.00 – 17.00 Uhr
Tel. 0 62 21/58 85 55

Deutsche Gesellschaft für Ernährung (DGE) e.V.
Godesberger Allee 18, 53175 Bonn
Tel. 02 28/3 77 66 00
Fax 02 28/3 77 68 00
E-Mail: webmaster@dge.de
Internet: www.dge.de

Deutsche Rheuma-Liga e.V. – Bundesverband
Hilfs- und Selbsthilfegemeinschaft für rheumakranke Menschen
Maximilianstraße 14, 53111 Bonn
Tel. 02 28/7 66 06-0
Fax 02 28/7 66 0620
E-Mail: bv@rheuma-liga.de
Internet: www.rheuma-liga.de

Österreich
Fonds Gesundes Österreich, SIGIS – Service- und Informationsstelle für Gesundheitsinitiativen und Selbsthilfegruppen
Stubenring 6, 1110 Wien
Tel. 00 43 – (0) 15 15 61-0
Fax 00 43 – (0) 15 13 84 72
Internet: www.fgoe.org
E-Mail: kontakt@goeg.at
(Bundesweite Einrichtung zur Selbsthilfegruppen-Unterstützung; Kontaktvermittlung)

Schweiz
Zentrum Selbsthilfe
Feldbergstraße 55
4057 Basel
Tel. 00 41 – (0) 61/6 89 90 90
Fax 00 41 – (0) 61/6 89 90 99
E-Mail: mail@zentrumselbsthilfe.ch

Stichwortverzeichnis

Stichwortverzeichnis

Lebensmittel (essbarer Anteil)	Portionsgröße (g)	Harnsäure (mg)		kcal pro Portion
		pro Portion	pro 100 g	
Fleischwurst	125	100	80	376
Frankfurter Würstchen	150	105	70	504
Frühstücksfleisch	125	63	50	365
Jagdwurst	125	125	100	436
Knackwurst	125	140	110	444
Lachsschinken	100	180	180	433
Landleberwurst	50	55	110	207
Leberkäs	150	105	70	485
Leberwurst	50	60	120	213
Mettwurst	50	35	70	230
Presssack	150	90	60	564
Putenwurst	100	130	130	193
Salami	50	50	100	263
Schinken (gekocht, mager)	100	130	130	177
Schinken (roh, mager)	100	160	160	280
Schinken (roh, durchwachsen)	100	130	130	366
Speck, fett	30	3	10	231
Weißwurst	175	123	70	509
Wiener Würstchen	150	120	80	426
Weinbergschnecken	150	143	95	116
Fisch (wenn nicht anders angegeben: roh ohne Haut)				
Aal (geräuchert)	100	80	80	335
Anchovis/Sardellen	20	52	260	21
Bismarckhering	150	270	180	323
Brathering	150	240	160	372
Fischfilet (ohne Haut)	150	150	100	150
Fischstäbchen	150	165	110	246

Lebensmittel (essbarer Anteil)	Portionsgröße (g)	Harnsäure (mg)		kcal pro Portion
		pro Portion	pro 100 g	
Forelle (mit Haut)	200	400	200	216
Forelle (geräuchert)	100	180	180	135
Heilbutt	150	255	170	218
Heilbutt (mit Haut)	100	200	200	228
Hering	150	285	190	357
Hering (mit Haut)	150	480	320	357
Kabeljau (mit Haut)	150	165	110	119
Kaviar (deutsch)	50	10	20	59
Karpfen (mit Haut)	150	225	150	180
Krabben	100	165	165	124
Lachs (geräuchert)	100	170	170	257
Makrele (mit Haut)	150	255	170	281
Makrele (geräuchert)	100	170	170	228
Matjesfilet	100	210	210	205
Ölsardinen (mit Haut und Gräten)	100	350	350	430
Rotbarsch	150	195	130	165
Schellfisch (mit Haut)	150	275	180	116
Scholle	150	195	130	120
Seelachs (mit Haut)	150	250	180	128
Schillerlocken	100	140	140	308
Sprotten (geräuchert)	100	500	500	249
Thunfisch (in Öl)	100	180	180	290
Milch, Milchprodukte und Eier				
Vollmilch	200	0	0	132
Joghurt (natur)	150	0	0	110
Quark (20 % Fett i. Tr.)	100	0	0	112
Camembert (45 % Fett i. Tr.)	50	15	30	143

Lebensmittel (essbarer Anteil)	Portions-größe (g)	Harnsäure (mg)		kcal pro Portion
		pro Portion	pro 100 g	
Emmentaler (45 % Fett i. Tr.)	30	3	10	116
Gouda (alt, 45 % Fett i. Tr.)	50	8	16	183
Harzer Käse (10 % Fett i. Tr.)	50	10	20	68
Limburger (20 % Fett i. Tr.)	50	12	24	94
Schafskäse	50	15	30	193
Schmelzkäse (60 % Fett i. Tr.)	30	4	13	97
Schmelzkäse (40 % Fett i. Tr.)	30	6	20	75
Schmelzkäse (20 % Fett i. Tr.)	30	8	26	53
Vollei (1 Ei = 60 g)	60	3	5	96
Fette				
Butter	10	0	0	73
Margarine	10	0	0	71
Kartoffeln und Kartoffelprodukte				
Kartoffeln (roh oder gekocht)	150	23	15	102
Kartoffelknödel (halb und halb)	50	30	60	164
Püreepulver	60	36	60	188
Kartoffelchips	30	27	90	152
Gemüse				
Artischocken	150	75	50	27
Auberginen	150	30	20	23
Blumenkohl	150	68	45	27
Brokkoli	150	75	50	32
Chicorée	50	8	15	7
Chinakohl	50	12	25	6
Endivie	30	3	11	2

Lebensmittel (essbarer Anteil)	**Portionsgröße (g)**	**Harnsäure (mg)**		**kcal pro Portion**
		pro Portion	**pro 100 g**	
Feldsalat	30	7	24	3
Fenchel	150	24	16	30
Gewürzgurken	50	8	15	4
Grünkohl	150	45	30	45
Karotten	150	23	15	36
Kohlrabi	100	30	30	21
Kopfsalat	30	3	10	3
Kresse	20	6	30	6
Kürbis	150	10	7	36
Lauch (Porrée)	150	60	40	32
Mais (Dose)	100	50	50	270
Oliven (schwarz)	30	9	30	38
Paprika (grün)	100	10	10	18
Paprika (rot)	100	15	15	18
Radieschen/Rettich	50	5	10	7
Rosenkohl	150	90	60	44
Rote Bete (frisch)	150	30	20	60
Rotkraut	150	60	40	29
Salatgurken	150	9	6	17
Sauerkraut	150	30	20	24
Schwarzwurzeln	150	105	70	21
Sellerie (Knolle)	50	15	30	8
Spargel	200	50	25	30
Spinat (frisch)	200	100	50	22
Stangensellerie	150	105	70	25
Tomaten	150	15	10	27
Weißkraut	150	30	20	35
Wirsing	150	60	40	30

Lebensmittel (essbarer Anteil)	Portionsgröße (g)	Harnsäure (mg) pro Portion	Harnsäure (mg) pro 100 g	kcal pro Portion
Zucchini	150	30	20	23
Zwiebeln	20	3	15	6
Hülsenfrüchte				
Bohnen (grün, frisch)	150	63	42	47
Bohnen (weiß, getrocknet)	50	90	180	140
Erbsen (grün, frisch)	150	225	150	101
Kichererbsen	100	130	130	147
Linsen (getrocknet)	50	100	200	151
Sojabohnen	20	44	220	59
Sojafleisch (verzehrfertig)	100	50	50	320
Sojakeimlinge	50	7	15	26
Soja-Knackwurst	100	100	100	330
Sojaschrot	50	100	200	172
Sojasoße	5	3	60	4
Tofu	100	70	70	77
Pilze				
Austernpilze (frisch)	200	180	90	50
Champignons (frisch)	200	120	60	28
Egerlinge (frisch)	150	150	100	23
Maronen (frisch)	150	75	50	38
Pfifferlinge (frisch)	200	60	30	46
Steinpilze (frisch)	200	160	80	68
Obst				
Ananas	100	20	20	55
Apfel	100	15	15	54
Aprikose	150	30	20	66

Lebensmittel (essbarer Anteil)	Portions-größe (g)	Harnsäure (mg)		kcal pro Portion
		pro Portion	pro 100 g	
Avocado	100	30	30	205
Banane	100	25	25	91
Birne	150	23	15	83
Brombeeren	150	22	15	62
Erdbeeren	150	37	25	48
Grapefruit	150	15	15	62
Heidelbeeren (tiefgefroren)	150	30	20	75
Himbeeren	150	27	18	53
Johannisbeeren (rot)	150	23	15	53
Kirschen (süß)	150	23	15	93
Kiwi	80	15	19	41
Melone (Honig-)	150	50	25	81
Melone (Wasser-)	150	40	20	52
Orange	150	30	20	63
Pfirsich	150	27	18	62
Preiselbeeren	50	7	13	18
Rhabarber	150	8	5	21
Stachelbeeren (tiefgefroren)	150	23	15	42
Weintrauben (weiß und blau)	150	30	20	104
Zwetschgen	150	30	20	74
Trockenobst				
Äpfel	50	30	60	131
Aprikosen	50	38	75	122
Datteln	50	25	50	138
Feigen	50	30	60	120
Pflaumen	50	30	60	113
Sultaninen, Rosinen	20	20		60

Lebensmittel (essbarer Anteil)	Portionsgröße (g)	Harnsäure (mg)		kcal pro Portion
		pro Portion	pro 100 g	
Nüsse und Samen				
Erdnüsse	30	21	70	162
Haselnüsse	20	8	40	121
Mandeln	20	8	40	111
Paranüsse	20	4	22	124
Walnüsse	20	5	25	124
Sonnenblumenkerne	10	16	160	54
Sesamsamen	5	4	80	26
Brot und Backwaren				
Ballaststoff-Roggen-Knäckebrot	10	10	100	35
Brötchen	45	18	40	118
Leinsamenbrot	40	18	45	110
Milch-Vollkorn-Knäckebrot	10	10	100	35
Mischbrot	50	22	45	111
Roggen (Sechskorn)	50	33	66	106
Roggenvollkornbrot	50	25	50	97
Roggen-Vollkorn-Knäckebrot	10	12	120	32
Weißbrot	50	20	40	116
Weizenknäckebrot	10	10	100	32
Weizenknäckebrot mit Sesam	10	16	160	37
Weizenvollkornbrot	50	30	60	99
Zwieback	10	6	60	37
Cornflakes	20	16	80	70
Nürnberger Lebkuchen	40	24	60	170
Salzstangen	30	30	100	104